# UN MÉDECIN AU FRONT

## Du même auteur

*Les 365 nouvelles maladies*
Jean Dormont, Olivier Blétry et Jean-François Delfraissy
Paris, Flammarion Médecine-sciences, 1989

*Quarante Ans de bioéthique en France,*
*le Comité consultatif national d'éthique : 1983-2023*
Jean-François Delfraissy, Emmanuel Didier,
Pierre-Henri Duée
Paris, Odile Jacob, 2023

*Questions d'éthique au temps de la COVID-19,*
*Avis du CCNE et du CNPEN*
Paris, La Documentation française, mars 2023

*Les Personnes âgées au risque de la pandémie*
Jean-François Delfraissy, Pierre-Henri Duée
et Laëtitia Atlani-Duault (sous la dir. de)
Paris, La Documentation française, mars 2023

*Face à la pandémie.*
*Les avis du Conseil scientifique COVID-19*
Paris, La Documentation française, juin 2023

*JEAN-FRANÇOIS DELFRAISSY*
*AVEC DENIS LAFAY*

# UN MÉDECIN AU FRONT

*ÉDITIONS DU SEUIL*
*57, rue Gaston-Tessier, Paris XIX<sup>e</sup>*

ISBN 978-2-02-153578-5



www.seuil.com

« La plus constante marque de la sagesse,
c'est une constante réjouissance.
Mon métier et mon art, c'est vivre. »

Michel de Montaigne, *Essais*.

Ce récit reflète les positions personnelles de l'auteur. Celles-ci n'engagent que lui et non les institutions qu'il préside ou a présidées, qu'il a dirigées ou dont il a été membre. En particulier, ses positions n'engagent pas le Comité consultatif national d'éthique (CCNE) pour les sciences de la vie et de la santé qu'il préside depuis 2017.

# Remerciements

Tout d'abord, je remercie l'immense majorité des Français pour leur profonde résilience et leur bon sens individuel et collectif, en particulier celles et ceux qui m'ont régulièrement envoyé des mots de soutien, ou m'ont souri dans le métro…

Toutes les équipes de médecins, de scientifiques, de soignants, d'administratifs français et étrangers, en particulier d'Afrique subsaharienne et d'Asie du Sud-Est avec qui nous avons « soulevé des montagnes ».

Bien sûr, les membres du Conseil scientifique Covid-19 avec qui nous avons vécu cette extraordinaire aventure, en particulier notre chargée de communication, les jeunes de Sciences Po et du Comité consultatif national d'éthique (CCNE) qui m'ont aidé à « garder les pieds sur terre ». Tous mes collègues du CCNE pour m'avoir confirmé que l'intelligence collective est très précieuse et à notre portée, ainsi que ceux du think tank « Santé mondiale 2030 ».

Enfin et surtout, une pensée particulière pour ma famille, Chantal, ma femme, qui a été toujours présente et m'a encouragé et soutenu en particulier dans les périodes difficiles ; Magali, Sylvain, Victoire, Romain, Alban, Émile et Tristan.

Ce livre est dédié à ma fille Jennifer trop tôt disparue.

# Missionnaire

*Par Denis Lafay*

L'accès au hameau se mérite. La route est sinueuse, elle s'étire dans un enchevêtrement de vallées et de bourgades quelconques et, enfin, s'élève. Une succession de monts, de creux et de ressauts, au loin les pentes douces qui conduisent aux sommets râpés de volcans baptisés Puy Mary, Puy Chavaroche, Puy Violent. Le décor offre une grande variété de verts ; issus d'essences sensibles à l'humidité et à l'altitude, ils colorent les forêts et tapissent les collines qui versent abruptement dans des sortes de corridors. Ils réverbèrent les tableaux de Jacques Truphémus – l'une des figures littéraires de la région, Marie-Hélène Lafon, a d'ailleurs ornementé la couverture de ses romans intimistes d'œuvres du peintre lyonnais disparu en 2017. Les pâturages prospères se succèdent, s'enlacent au gré du relief, parfois enceints de murets de pierres sèches semblables à ceux qui strient les îles irlandaises d'Aran. Là paissent les troupeaux des vaches salers, la lumière crépusculaire ambre leur épais pelage rouge et ombre leurs cornes spectaculaires. Leur lait et leur viande animent une nourriture rustique, au goût franc, aux saveurs puissantes.

Les villages sont impeccablement entretenus. La pierre volcanique, les toits de lauze, le soin prodigué au patrimoine architectural composent un paysage lumineux sous le soleil scintillant de ce jour printanier – on le présage tremblant lorsque l'orage hurle, on le pressent d'une intimidante austérité lorsque la brume et la pluie l'enserrent, on le redoute terrifiant et même désespérant lorsque l'extrême rudesse hivernale l'encage. Ici le climat dicte sa loi.

Dans ce « Cantal Nord », le temps n'est pas « arrêté » ou « suspendu » comme l'inepte vulgate le fantasme ; simplement, il s'écoule selon un rythme paisible, dans un silence saisissant que rompent de rares bruissements : celui d'un tracteur dispersant les foins, celui des cloches d'une église romane reculée, celui des discrets chants d'oiseaux qui annoncent l'aurore. Cette subtile alternance déchiffre les artifices et la vacuité de la métropole qu'on a momentanément délaissée ; le temps de l'escapade et de la pause, elle relègue à l'anecdote, au superflu tout des turbulences consuméristes, productivistes et technologiques qui ensevelissent le quotidien. Une fois installé, quelques heures suffisent pour qu'au fond de soi se dissolve le goût du lien avec la réalité du monde, pour que s'évapore le besoin d'être dans l'actualité du monde.

Oui, une fois installé dans la simple et sublime maison de Jean-François Delfraissy, au cœur d'un hameau égayé d'une épicerie multiservice que la solidarité des habitants maintient en vie. Simple et sublime bâtisse tricorps érigée à partir du XVIIe siècle et qui domine un entrelacs « pur » de forêts, de clairières, de prairies immaculées, lavé de balafre humaine et matérielle. Simple parce qu'elle est de taille modeste, est constituée de bois et de pierres ; aucun délire de modernité ne l'a égratignée, aucune hubris décorative ne l'a défigurée. L'exubérance est étrangère à Jean-François Delfraissy, elle est tout aussi absente de son repaire. Sublime parce que la sobriété, la délicatesse retenues par les hôtes sont dans la révélation du beau, du vrai de la nature.

Dans la quiétude de cette demeure familiale, d'une terre et de racines qu'il partage avec son épouse Chantal, on flaire un homme heureux. Heureux parce qu'il est « aligné » sur ce qui fonde son éthique : authentique. Véritable. « Un bon scientifique est une femme ou un homme honnête », juge le philosophe des sciences Étienne Klein. L'adage sied au médecin, au chercheur, à l'ancien président de l'Agence nationale de recherches sur le SIDA et les hépatites virales (ANRS), au guide du Comité consultatif national d'éthique (CCNE). À celui que la pandémie du SARS-CoV-2 a fait connaître de tous les foyers de France lorsque le président de la République l'a désigné, en mars 2020 et pour deux ans et demi, aux commandes du Conseil scientifique. On le scrute dégustant une bière à la terrasse d'un bar, choisissant ses saucissons chez un voisin fermier, débattant avec des amis d'enfance autour d'une grande tablée, ou simplement cloîtré dans ses songes et ses rêveries ; on l'imagine, il y a quelques années, harnaché au banc d'un vétuste hélicoptère de l'armée guinéenne, toutes portes béantes, survolant l'immense forêt et perforant l'épaisse brume tropicale pour se faire déposer, dans un dispensaire de fortune dressé à la hâte, au chevet des malades d'Ebola condamnés à la mort. Le citoyen du Cantal et celui d'une planète qu'il a traversée de part en part pendant quarante ans à l'épreuve d'effroyables épidémies sont davantage que le truisme d'« un seul et même individu » : ils sont un médecin et un homme qui se sont construits insécablement, équitablement dans l'âme de la terre auvergnate et dans celle des malades auxquels il a consacré sa vocation de scientifique. Quiconque se dispense de partager quelques jours de son existence ici, dans l'âpreté et la splendeur du Cantal, ne peut espérer lézarder l'armure de Jean-François Delfraissy, appréhender, décrypter sa personnalité et donc examiner sa trajectoire professionnelle et ses méthodes de travail.

C'est ici, en 1965, que fait brutalement irruption sa destinée de médecin. Son père, oto-rhino-laryngologiste décède d'un cancer foudroyant. Le brillant étudiant a dix-sept ans et vient d'intégrer quelques semaines plus tôt la classe préparatoire « Maths sup » de l'établissement parisien Louis-le-Grand. Au soir des obsèques, près d'Aurillac, sa décision est prise : il n'ambitionne plus l'École polytechnique, mais lorgne la faculté de médecine. « Mais que lui arrive-t-il ? », s'inquiète son entourage, en premier lieu sa mère, qui avait sans cesse pardonné – et parfois dissimulé à son époux – les facéties du turbulent fils unique.

La faculté de médecine de Paris est morcelée et l'adolescent intègre l'une des premières entités abritées au sein d'un CHU, celui de Saint-Antoine. Il traverse Mai 68 en blouse blanche, déjà motivé par l'engagement, mais davantage comme médecin en devenir que comme contestataire de l'ordre établi ou révolutionnaire idéaliste et politique. Ainsi, il soigne sans distinction manifestants anarchistes et policiers.

Il effectue son stage d'externat puis son internat à l'hôpital Tenon, dans le XX^e^ arrondissement, moins renommé que les établissements intra-muros de Necker ou de la Pitié-Salpêtrière, mais riche d'un service de pointe dans une discipline alors d'avenir : la néphrologie. Son « patron » Gabriel Richet (1916-2014), élève de l'immense Jean Hamburger (1909-1992, académicien, coauteur de la première transplantation rénale en 1952) et lui-même sommité de la spécialité, glace ses espérances lorsqu'un jour, convoqué à 7 heures, l'étudiant confie son dessein de devenir néphrologue : « Oubliez ça, Delfraissy. Il n'y a pas de place, ni pour vous ni pour personne, avant de nombreuses années. » L'élève, chagriné, se lève, tourne les talons, s'apprête à prendre congé lorsque le mandarin l'interpelle. « Si j'avais votre âge, j'opterais pour une discipline encore obscure, précieuse pour disséquer les virus et améliorer les transplantations, et au potentiel de recherches et de découvertes substantiel : l'immunologie. Bon, maintenant, vous pouvez sortir. » Ainsi, de cette rude et sommaire confrontation matinale naît une existence consacrée à l'exploration du système immunitaire.

Les années d'internat sont celles du premier combat contre l'injustice, de la première lutte pour l'égalité et pour la dignité.

Cette révolte a pour théâtre une vaste salle de soins commune où les patientes sont traitées quelles que soient leurs pathologies, et pour contexte une aspiration grandissante des femmes pour un droit à l'avortement qui n'interviendra que trois ans plus tard, le 17 janvier 1975, lorsque sera votée la loi Veil de dépénalisation. Avec son ami et futur neurologue Olivier Lyon-Caen, Jean-François Delfraissy est révulsé par les conditions d'accueil aux urgences réservées à ces adultes, souvent aussi jeunes qu'eux, soignées après un avortement clandestin. « Elles étaient traitées comme des chiennes », fulmine-t-il aujourd'hui encore. Ensemble, ils soutiennent les mouvements revendicateurs féministes et tentent de mobiliser le corps social de l'hôpital, jusqu'aux chirurgiens, aux fins de transformer l'attention humaine et matérielle conférée à ces femmes qu'une partie de l'opinion publique conspue, que la famille souvent stigmatise, que l'indigence législative vulnérabilise. Rien ne retient l'ardeur du tandem, rien n'entrave sa foi de justice, pas même la menace d'exclusion proférée par le directeur de l'établissement. Finalement les deux complices obtiennent gain de cause.

Chez Jean-François Delfraissy, cette audace est fondatrice d'une conception, d'une priorité et d'une conviction immarcescibles, qui paveront l'intégralité de son itinéraire professionnel : une conception de l'exercice de la médecine indissociable de sa déclinaison éthique, sociétale, civilisationnelle ; la priorité portée aux populations fragiles – c'est-à-dire marginales, invisibilisées, discriminées – ; la conviction que la pratique de la médecine est fondamentalement un acte politique.

Son entrée, en 1972, dans le service du professeur Jean Dormont (1929-2021), lui aussi néphrologue, ancien collaborateur de Jean Hamburger et directeur de l'unité de recherche INSERM 131 « Néphrologie et immunopathologie », convertit définitivement le « nouvel » interne du « nouvel » établissement Antoine-Béclère à une « nouvelle » discipline, l'immunologie, que l'histoire des épidémies va inscrire plusieurs années après dans une « nouvelle » tragédie. En 1982, Jean-François Delfraissy, de retour du campus NIH (National Institutes of Health) de Bethesda (Maryland, États-Unis) où il a effectué son post-doctorat auprès d'Anthony Fauci, l'ignore alors : un virus a commencé de ravager les corps d'usagers de drogue et d'homosexuels. Il aura pour nom VIH (virus de l'immunodéficience humaine). Il sera au cœur de sa carrière de médecin, il sera cardinal dans son cheminement d'homme, il bouleversera les certitudes que son éducation « classique » avait cimentées, il l'exposera à l'indicible – presque toujours tragique, parfois étincelant – de l'humanité des hommes, il l'éveillera aux interactions sociétales de la maladie. Il éclairera sa conscience politique, sa conscience citoyenne et sa conscience de chrétien engagé. Dans ce terrible virus, il se construira. Puis à l'épreuve d'Ebola, des grands débats éthiques du CCNE, et bien sûr de la pandémie du Covid-19, il se polira.

Mais qui est ce médecin si doux et chef de guerres pandémiques, si serein et dans l'hyperactivité de penser, faire et donner ? Les professeurs Françoise Barré-Sinoussi (co-prix Nobel de médecine en 2008), Luis Pizarro et Michel Kazatchkine (son « jumeau »), l'ambassadrice Christine Fages, l'ancien directeur général adjoint de Sidaction Éric Fleutelot, Marie-Thérèse Rannou (« anonyme » technicienne de laboratoire), l'ex-journaliste chez RFI – aujourd'hui défenseure des droits – Claire Hédon, la ministre des Affaires sociales et de la Santé (2012-2017) Marisol Touraine ou encore l'ami d'enfance Philippe Escaravage composent un kaléidoscope d'horizons bigarrés et incarnent des moments distincts – certains sans courroie entre eux – de l'itinéraire de Jean-François

Delfraissy. À l'unisson pourtant, ils sculptent une personnalité *a priori* limpide, d'où se dégagent « une grande pudeur », « un calme permanent », « une simplicité et une humilité authentiques », « une attention à l'autre et un don de soi peu communs », « une générosité, une fidélité et un altruisme "gratuits" ». Une « obsession de la justice » et un « humanisme solaire ». Son attitude l'illustre : son interlocuteur, il le fixe de ses petits yeux rieurs et curieux compressés par d'imposants cernes. Il l'écoute. Il le questionne. Il s'intéresse à lui. Il le considère. Et cela quel que soit son rang. Est-ce si commun ?

Il est dans l'« extrême » maîtrise et dans le « secret » de ses émotions, sans toutefois que la cuirasse protectrice les chloroforme ou qu'elle fossilise ses interactions humaines. « Cette carapace, ce mur de granit, on glisse sur eux, mais ils ne nous repoussent pas », précise l'un de ses amis. Ce panégyrique recueilli auprès de témoins – désormais déliés d'intérêts avec lui – est, par essence, partial et incomplet. Jean-François Delfraissy ne le conteste pas : il est « aussi » décrit comme un spécimen emblématique d'« Homo politicus », « excessivement diplomate » et « trop politiquement correct » ; « lisse et classique jusqu'à être insaisissable », « corseté dans une image publique qu'il veut impeccable » ; « détestant les conflits jusqu'à préférer les esquiver ». Une placidité qui interroge – fuit-il et se fuit-il ? – et dont l'origine dérange : traduit-elle un manque, un vide, une peur ? Il peut même être présumé « tueur ; sinon, comment serait-il parvenu à occuper de telles responsabilités ? ». Le dithyrambe éclaire toutefois sur ce qu'il est, et plus encore permet de déchiffrer ce qu'il (a) fait : c'est-à-dire la manière dont il entreprend, et les enseignements, consubstantiels à son expérience, qui devraient profiter au-delà de leur périmètre. Notamment à la démocratie.

Ce qu'il est, c'est une abnégation sacerdotale, un sens du devoir sacrificiel. Ses amis ont craint pour lui, lorsque, à l'acmé de la crise du Covid-19, les attaques publiques, le discrédit politique et la houle scientifique l'exténuaient. Il n'a pourtant pas capitulé, même quand les raisons d'abdiquer sédimentaient, s'amoncelaient jusqu'à devenir irrespirables. « Éluder », « renoncer », « céder » hier étaient peu présents dans son lexique de médecin, aujourd'hui ne le sont pas davantage. À l'égard d'un patient malade du SIDA comme de 67 millions de Français frappés par le spectre du SARS-CoV-2, son sens de la responsabilité fertilise un sens du devoir auquel il apparaît incapable de se soustraire – « dire non », ce serait laisser la culpabilité germer dans sa conscience. Il est un soldat, au service d'intérêts généraux et communs bien supérieurs au sien. Seule exception : lorsqu'il pressent que les conditions de son indépendance et les moyens d'agir ne sont pas sanctuarisés – l'une des raisons qui l'ont toujours conduit à refuser une responsabilité politique.

Ce qu'il est, c'est la faculté – rare dans sa corporation – d'expliciter avec didactisme et de partager la connaissance. Aussi bien auprès d'une infirmière que d'un éminent confrère, d'un patient que d'un chef d'État. Ce passeur de savoirs, quiconque l'a fréquenté louange son inclination à la pédagogie et à la transmission ; elle frappe les esprits, habitués dans la communauté scientifique et médicale à l'enfouissement vaniteux, à la soustraction égoïste de ces savoirs. Elle est l'illustration d'un autre biais : une attention scrupuleuse aux vertus de l'équipe, centrales dans son approche managériale des métiers de médecin et de chercheur. Centrales et fructueuses : des collaborateurs ne résistaient pas à ses sollicitations, les mêmes le suivirent lorsqu'il changea d'établissement.

Ce qu'il est, c'est un drame indicible, inexprimable, un drame qui ne peut pas cicatriser. La mort, en 2015, de sa fille Jennifer au moment où elle donne naissance à Émile. Jean-François Delfraissy a consacré son existence à sauver celle des vulnérables, des maudits, des désespérés ; comment accepter que la vie de son enfant lui échappe ? Depuis, la douleur est imprescriptible, la plaie demeure silencieusement incandescente, l'intolérable n'est pas un ressac qui reflue vers le large. Pour incarner ce qui ensevelit invariablement son corps et son âme, il fait référence, avec délicatesse, aux confessions du philosophe « inconsolable » André Comte-Sponville, dévasté par une épreuve similaire : l'humanité est scindée en deux ; ceux qui ont perdu un enfant et les autres, les premiers emmurés dans un martyre indéchiffrable, impénétrable, inaccessible. Peut-être son immersion dans la « chose éthique », au

CCNE, puis son déversement sans retenue ni protection dans l'éprouvant tunnel pandémique ne sont pas hermétiques au tsunami émotionnel qu'il gère avec pudeur, courage et foi.

Ce qu'il est, enfin, c'est une conception humaniste de la médecine. Elle signifie que l'exercice de la recherche et du soin est polarisé sur l'intérêt – physique, mais également psychique, affectif, émotionnel – du patient, au service de l'âme blessée, égarée, vacillante, meurtrie. L'essentiel à ses yeux n'est pas la maladie, mais la femme ou l'homme, l'enfant ou le vieillard, le Français ou le Guinéen malades. Son objectif n'est pas d'éradiquer la maladie, il est de guérir celle ou celui qu'elle a contaminé. La recherche, fondamentale ou thérapeutique, est utile aux yeux de Jean-François Delfraissy lorsque son application soulage, répare, acquitte. Toute découverte, aussi spectaculaire et valorisante soit-elle, est modérément instructive et pauvrement utile si elle sert davantage l'ego du chercheur que le corps et l'esprit du malade.

Cette disposition explique les choix et certaines bifurcations dans sa carrière : des travaux de recherche « opérationnelle », la création ou la direction de services hospitaliers « opérationnels », puis la gouvernance « opérationnelle » d'instances qui faisaient la preuve de leur « opérationnalité ». De l'ANRS au CCNE puis au Conseil scientifique Covid-19, il a accepté des présidences pour faire concrètement, non pour penser conceptuellement ou pour briller ostensiblement.

La quintessence de ce qu'il est est la confiance. Celle qu'il inspire, celle qu'il ramifie, celle qu'il exige. Celle qui compose la substantifique moelle des aventures scientifiques, médicales, institutionnelles et politiques auxquelles il participe « avec les » et « grâce aux » autres.

Ces caractéristiques « humaines » élucident ce qu'il fait, sa manière d'entreprendre et de gouverner.

Les membres du CCNE, ceux du Conseil scientifique, les acteurs des aréopages scientifiques, politiques et associatifs impliqués dans la lutte contre le SIDA ont « goûté » à sa capacité de mettre en dialogue fécond des opinions discordantes, voire antithétiques. Son respect des convictions plurielles, sa disposition à diriger un collectif vers le résultat et pour cela d'aller au compromis, au consensus, sont plébiscités. Il est, tels Daniel Barenboim ou Yehudi Menuhin, un chef d'orchestre qui fonde sa légitimité le doigt posé non seulement sur la baguette, mais aussi sur les touches d'un piano ou les cordes d'un violon.

À cette faculté de « réunir » n'est pas étranger un particularisme endogène de la recherche, mais qu'il cultive, lui, sans faux-semblants ni restriction : le doute. Il sait quand il ne sait pas et sait dire qu'il ne sait pas. Une honnêteté de scientifique qui, pendant la pandémie du

Covid-19, trancha avec la cacophonie des assertions infondées, fabulées, mensongères qui polluaient les plateaux de télévision et séquestraient les réseaux sociaux ; avec aussi la crânerie spécieuse des décideurs politiques. Il est ouvert à être bousculé dans ses certitudes, ébranlé dans ses convictions. Les membres de la Convention citoyenne sur la fin de vie font un choix méthodologique dissonant de ses recommandations ? L'efficience du déroulement puis la qualité des conclusions leur donnent raison ; il se « réjouit » de leur indocilité. Plus loin dans son histoire, quand l'épidémie de VIH-SIDA surgit, il s'ouvre à des communautés (homosexuelle et des usagers de drogue) qui jusqu'alors lui étaient invisibles, il étouffe toute préconception à l'encontre des associations activistes parfois virulentes et reconnaît en elles un savoir, une vision et une utilité auxquels il arrime son engagement de médecin et de scientifique – jusqu'à flirter avec le militantisme. Jamais peut-être auparavant les chapelles associatives et scientifiques, les clans académiques et citoyens s'étaient ainsi unis.

Cette humilité du doute, cette humilité de l'inconfort intérieur, cette humilité de la collégialité, également une érudition scientifique davantage holistique qu'hyperspécialiste, et la qualité d'aimer rassembler l'ont prédisposé à commander des collectifs *a priori* hétérogènes, même lardés par les rivalités ou enkystés dans les silos. Aurait-il aussi bien « réussi » à la présidence du Comité appelé à traiter d'éthique s'il avait été un éthicien aguerri, un expert réputé pour son enseignement et ses publications sur l'éthique ? L'éthique ainsi théorisée, il a commencé de l'apprivoiser seulement lorsque le président François Hollande, sur les recommandations de sa ministre Marisol Touraine, lui a proposé les rênes du CCNE en décembre 2016 ; mais l'éthique questionnée, fouillée, pétrie, appliquée, voilà trente-cinq ans qu'il l'exerçait à l'épreuve du réel. Le réel de l'innovation scientifique, celui de l'industrialisation de la science. Le réel de la souffrance et de la mort, celui de l'espérance et des victoires. Le réel du terrain, ce terrain qui distingue son intellectualité, ce terrain dans le sol duquel, tel un éleveur d'Auvergne, il aime planter ses pas. Ce terrain, enfin, théâtre d'épanouissements, d'épreuves. Et de défis pour sa foi.

Dans la confrontation de ses « valeurs de chrétien » au sort des malades du SIDA se révèlent en effet l'humanité et la liberté de Jean-François Delfraissy. Plus généralement, les luttes intimes qu'il mène contre l'injonction liturgique lorsqu'elle entrave l'exigence d'humanité sont un marqueur de son identité et de son éthique.

En dépit d'écartèlements intérieurs douloureux, le « catho de gauche » n'a eu de cesse d'arbitrer en faveur de la dignité et de la singularité du malade lorsque le dogme de la religion les menaçait. L'homosexualité était bannie par l'Église, l'utilisation du préservatif était proscrite par le Vatican, les revendications des mouvements activistes étaient ostracisées par la hiérarchie ecclésiale.

D'aucuns, à la place du jeune Cantalien, au mieux se seraient esquivés, au pire se seraient escrimés dans leur exercice de la médecine à protéger la doctrine religieuse des « particularismes » du milieu homosexuel. Rien de cela chez Jean-François Delfraissy. Ainsi il milite en faveur de la communauté homosexuelle, en faveur des usagers de drogue méprisés, en faveur des associations gays, en faveur de l'utilisation sans conditions du préservatif. Plus tard en faveur de l'emploi – remboursé – des antirétroviraux comme mode de prévention (PrEP) ou de l'ouverture de la procréation médicalement assistée (PMA) aux couples de femmes et aux femmes seules. Et maintenant, dans le cadre de la fin de vie, en faveur d'un débat ouvert sur le suicide assisté. Autant de serments en faveur de populations fragiles ou fragilisées qui ont ulcéré l'intelligentsia catholique. Qui donc s'étonnera qu'elle le juge rebelle et marginal ?

Seule compte aux yeux de Jean-François Delfraissy l'âme du patient. La « qualité » de cette âme ne pouvant pas être prédéterminée par la théologie, il se dresse contre l'Église chaque fois qu'encellulée dans son rigorisme intolérant elle n'honore pas la dignité singulière de chaque être humain. « Je suis médecin. Et je suis catholique pratiquant. Cette seconde propriété, je l'écarte systématiquement dans le cadre du CCNE, car j'estime qu'elle ne doit nullement interférer dans ma gestion de la gouvernance et des débats qui animent l'instance. En revanche, je ne la nie pas, ni au fond de moi bien sûr ni auprès de mes interlocuteurs.

Les sujets éthiques croisés au cours de ma carrière m'ont questionné en tant qu'homme dans son entièreté : le professionnel de la médecine, le citoyen, le démocrate, le croyant. C'est le cas chaque fois que je me trouve exposé à une circonstance qui réclame de ma conscience un arbitrage. Il est évident que ces différentes facettes de ma personne peuvent être interrogées simultanément. Mais jamais mes convictions religieuses n'ont dicté mon avis de médecin. Plus encore : l'Église s'est trouvée à maintes reprises en opposition avec mes convictions de médecin. Lesquelles se sont toujours imposées », confie-t-il.

Sa liberté tient à la nature de sa foi : elle n'est pas tournée vers l'institution de l'Église mais vers Dieu, elle n'est pas religieuse mais spirituelle, elle n'est pas assujettie aux règles du Vatican mais éclairée par les Évangiles. Ainsi, tout entier tourné vers le malade, vers l'intérêt du malade, son discernement éthique de médecin parfois embrasse, parfois divorce des principes religieux. Ceux-ci, inamovibles, sont imperméables aux grandes tendances évolutionnistes de la société, auxquelles ses responsabilités le confrontent en permanence. Jean-François Delfraissy est un « médecin de terrain » ; il est donc naturel qu'il admire les « prêtres de terrain », comme hier certains dits « ouvriers », qui contrarient l'immobilisme et adaptent la conscientisation et l'exercice de leur foi à la réalité des injustices, à celle des hommes en souffrance. Ainsi l'un d'eux lui murmurant lorsqu'un malade du SIDA réclamait d'être délivré de son calvaire : « Je ne veux pas savoir ce que vous allez faire, mais je comprends ce que vous allez faire. »

L'Église romaine, lorsqu'elle est recluse dans sa cécité, recroquevillée dans sa posture politique, embastillée dans son dogme, n'est plus un lieu d'espérance. La dignité d'un malade ne vaudra jamais moins qu'un texte sacré de l'Église, estime le professeur d'immunologie. L'Église, il la voit « belle » lorsqu'elle tend les bras sans jugement. Lorsqu'elle s'ouvre à tous sans préjugé, sans discrimination. Lorsqu'elle préfère regarder plutôt qu'anathématiser la société qui se déplace, tâtonne, s'interroge. Lorsqu'elle colmate plutôt qu'elle accroît le hiatus des « valeurs » de tolérance et de fraternité. Lorsqu'elle accueille les personnes fragiles sans établir de hiérarchie entre les origines de leurs défaillances. Lorsqu'elle se désidéologise. Pour ces raisons, Jean-François Delfraissy pourrait « un jour » emmancher son bâton de pèlerin et proposer à l'Église ses expériences en démocratie, son expérience des démocraties, pour l'accompagner vers la démocratisation de son fonctionnement, vers la revitalisation de son humanité.

Ce qu'il est permet donc de lire ce qu'il fait.

Mais pas exhaustivement. Ainsi, dès les « années SIDA », il a instruit une science de l'exercice politique à laquelle ses attributs humains ne le destinaient pourtant pas, puis il l'a poncée, affinée, solidifiée – d'aucuns estimeront « professionnalisée » – au gré de ses responsabilités institutionnelles et publiques. Cette science, il l’ensemence dans quelques principes : préserver (au mieux) son indépendance, conserver (au mieux) un espace de liberté, maîtriser (au mieux) les marges de manœuvre humaines ou budgétaires. Il la déploie dans un esprit précis : être efficace, pour accomplir un but qu’il a calibré et qu’il a défini, avant tout, utile. Il se découvre alors « caméléon », fin tacticien, il fait preuve de sang-froid, il n’exhibe pas de peur, et il sait recourir à une diplomatie subtile, rusée – ainsi, conscient que les décideurs politiques rechignent à être mis au pied du mur et aiment exercer leur pouvoir d’arbitrage, il leur propose des alternatives minutieusement élaborées dans le sens de sa préférence. Le pouvoir, il ne s’en désintéresse pas ; mais il le circonscrit davantage à exaucer l’objectif qu’il s’est fixé qu’à nimber sa reconnaissance ou à enluminer son ego.

Comme sa gouvernance du Conseil scientifique SARS-CoV-2 l’a mise à l’épreuve, l’exigence d’efficacité commande elle-même quelques principes : chacun à sa place, chacun conscient de ce qu’il peut et ne peut pas, doit et ne doit pas *faire*, chacun respectueux des autres et ouvert à leurs compétences. « Il gardc la “bonnc distance” », estime Luis Pizarro, celle qui lui permet « d’être le scientifique qui parle à l’oreille des politiques », celle, dans la relation périlleuse « du scientifique » et « du politique », qui permet de « peser » sans s’inféoder, d’agir sans se corrompre, d’exister sans se dissoudre. « Il sait parfaitement qui il est, où il est, ce qu’il apporte, et finalement qui tranche et communique. Avec lui, il n'y a pas de confusion de compétences décisionnelles, les règles sont claires et ne sont pas transgressées. Cette qualité est prépondérante, car elle infuse la condition clé de toute coopération fructueuse : la confiance », complète Marisol Touraine.

Le « talent politique » que lui prête l'ancienne ministre tient également au décryptage multidimensionnel, à l'auscultation transversale et pluridisciplinaire que lui inspire l'objet de crise dont il s'empare. Et qu'il sait enchâsser dans une « vision globale », relève Christine Fages – représentante permanente de la France auprès de l'Organisation pour la sécurité et la coopération en Europe (OSCE) et qui composa avec Jean-François Delfraissy le tandem diplomatico-scientifique aux manettes françaises de l'épidémie Ebola. Un « talent politique » qu'il a fait néanmoins le choix, distinct de celui de son ami généticien Axel Kahn, de ne pas exercer « en » politique. Il est vrai que, dans la longue liste des médecins promus ministres de la Santé ces quarante dernières années – Michèle Barzach, Philippe Douste-Blazy, Léon Schwartzenberg, Bernard Kouchner, Nora Berra, Agnès Buzyn, Olivier Véran, François Braun, etc. –, combien ont réussi, c'est-à-dire sont demeurés scientifiques, ont accompli des réformes structurelles de fond et sont sortis « indemnes » de l'épreuve ? L'exigence de « faire » et celle d'être « protégé dans sa personne », cardinales chez Jean-François Delfraissy, semblent composer difficilement avec les propriétés de la politique.

C'est donc cet homme qui dans ce livre partage sa vision et les enseignements de ses expériences de médecin, de scientifique, de politique, de citoyen, d'éthicien à l'épreuve de la pandémie SARS-CoV-2, du VIH-SIDA, d'Ebola et de la fin de vie. De la soixantaine d'heures d'entretiens ressort une matière à son image : libre, engagée, humaine. Elle se montre acide lorsque saigner est nécessaire pour examiner et comprendre, elle se révèle implacable quand démasquer sert, quand dénoncer est un préalable à la transformation et à l'utilité, elle est aussi dans l'humilité face aux montagnes éthiques, certaines volcaniques, que provoquent les séismes sanitaires.

Ainsi, inhérents à la crise du Covid-19, la dissection des moments de tension critiques entre le Conseil scientifique et l'Élysée ou Matignon ; le constat d'une élite coupée de la science ; le regret d'une méthodologie décisionnelle ultra-centralisée ; les errements et les élucubrations de certains médias empêtrés dans leur méconnaissance et leur hâte, ligotés au sensationnalisme et à la compétition, parfois coupables d'incompétence et d'incurie déontologique – « CNews, le ver est dans le fruit » – ; les failles de l'Organisation mondiale de la santé (OMS)... L'amoncellement d'épreuves éthiques (sort des personnes âgées en EHPAD, triage des patients, funérailles tronquées, stratégie d'ouverture des écoles, égoïsme des grandes entreprises, conditions du pass vaccinal, etc.) soulève un raz-de-marée réflexif que

Jean-François Delfraissy traite par le débat – un débat qu'il veut partager, mais plus encore qu'il invite le lecteur à creuser « intérieurement ». Le vaccin, « immense progrès mal compris », apparaît au cœur de questionnements fondamentaux : est-il symptomatique de la défiance d'une partie de la population envers la science ? révélateur, en France, des dysfonctionnements de la recherche ? de déficits d'efficacité et d'intégrité propres à l'industrie pharmaceutique ? d'abus que le principe de précaution exerce sur le risque, pivot de la recherche ?

Aucun de ces diagnostics n'est démolition ou polémique ; chacun instruit une proposition, déterre une expérimentation, investigue une transformation, soumet une opportunité de faire mieux. Demain et dès maintenant – un travail, capital, d'inventaire et de mémoire auquel Emmanuel Macron, harponné par la guerre en Ukraine, la réforme des retraites, ou obnubilé par l'« après » et le « vite », a commis l'erreur de se dérober. Alors qu'il conviendrait de prospecter la refondation, la réinvention d'un ministère de la Santé aujourd'hui inactuel ; d'explorer un *aggiornamento* méthodologique fondé sur la coconstruction ; de composer un rapport équilibré entre les cénacles du savoir et du pouvoir – y compris diplomatique – ; de considérer la société civile et ses représentations (corps intermédiaires, minorités actives) comme une manne plutôt qu'une charge ; d'inverser le paradigme de la justice en inoculant de l'équité dans le dogme égalitaire… La liste n'est pas exhaustive. Ses résolutions,

Jean-François Delfraissy les modélise à partir d'enseignements semés sur l'ensemble de son itinéraire, cultivés sur le terrain. Les trésors du monde associatif, les devoirs des riches nations du Nord envers les peuples démunis, l'exigence d'une gouvernance internationale puissante, la démonstration de force des conventions citoyennes, les nouvelles responsabilités qui incombent dans le sillage de mutations climatiques, environnementales, urbanistiques unifiant l'enjeu de santé publique sur le « One Health », il les a recensés avant ou indépendamment de la crise du Covid-19.

*A priori* hétéroclite, cet éventail en réalité convoque une même préoccupation, poursuit une quête commune : repenser la démocratie en santé et s'en servir pour revitaliser « toute » la démocratie. Jean-François Delfraissy est en mission. Plus précisément en missions. Il est un « médecin au front » – des pathologies, des pandémies, des gestions de crise –, il est un « homme sur le front » – des malades, des savoirs, de la recherche, du progrès –, et le « front » qu'il fixe inépuisablement est celui d'une société et d'une humanité réparées. Tout, finalement, de ce qu'il entreprend, consulte, stimule, enhardit la démocratie, et ainsi « est politique ». Comme s'il voulait, à son niveau, mobiliser, contribuer à l'édification d'une muraille cette fois « contre un front ». Un Front rebaptisé Rassemblement national. D'une toxicité plus sournoise, mais pas moins redoutable que celle des virus qu'il combat depuis cinquante ans.

Le moment est venu de prendre congé de ce Cantal qui divulgue « un peu » des informations, des singularités humaines secrètement calfeutrées sous l'écorce.

Les lendemains de Jean-François Delfraissy seront consacrés à la présidence du CCNE où il a été reconduit au printemps 2023. Qu'ils portent sur la santé, les grands débats éthiques ou l'Église, ils convergeront vers un dessein universel : refonder donc la démocratie, et l'armer pour que 2027 ne soit pas l'égale des plus funestes dates de l'histoire de France. Comme toujours, ils seront nourris de son culte inextinguible pour la science, de son optimisme et de sa foi dans le progrès.

Bien sûr la vieillesse ne l'épargne pas. Il est pourtant très improbable qu'il consacre toutes ses journées à flâner dans un transat, à recenser les espèces d'oiseaux qui nichent dans son jardin, à écouter un opéra, à pratiquer les échecs avec ses petits-enfants, ou à cuisiner l'aligot pour ses amis. Très improbable parce que aucun de ces divertissements ne pourra résister à l'appel d'une cause, médicale ou scientifique, citoyenne ou politique, à Paris ou à Phnom Penh.

Dans *Les Poètes* (Ferrat, 1971), Louis Aragon « ne sait » ce « qui [le] possède, ce qui [l']habite, ce qui [l']obsède ». Depuis (presque) toujours, Jean-François Delfraissy, lui, sait. Il chemine, sans aucun doute, avec sa propre réponse : soigner le corps et l'âme. À dix-sept ans, il naissait médecin. Il s'éclipsera en médecin. En médecin de l'humanité dévoué à l'humanité.

# Covid-19 :
# trente mois pour l'histoire

# Préambule

*Entre le 1er janvier et le 17 mars 2020 : soixante-dix-sept jours avant de plonger la France dans la sidération. Soudain, au soir de ce 17 mars, je suis saisi par l'effroi : et si nous nous étions trompés ?*

## Janvier 2020

Au début du mois de décembre 2019 – et probablement plus tôt – sont apparues en Chine quelques dizaines de cas de pneumonie atypique : un « nouveau coronavirus apparenté au SARS-CoV » commence de sévir. Premier décès (9 janvier), premier cas identifié hors de Chine (le 13, en Thaïlande), déclaration de la transmission interhumaine (le 20, huit jours après que l'Organisation mondiale de la santé a affirmé l'inverse), premier malade répertorié aux États-Unis (le 21), premiers cas identifiés en Europe (le 24, trois personnes de retour de Chine hospitalisées en France). Le 14, le ministère de la Santé alerte les Agences régionales de santé (ARS), le Centre opérationnel de régulation et de réponse aux urgences sanitaires et sociales (CORRUSS), les organismes représentatifs des professionnels de santé. Le 30, l'OMS proclame « l'urgence de santé publique de portée internationale ». Le lendemain, 200 citoyens français sont rapatriés de Wuhan ; placés en quatorzaine dans un centre de vacances des Bouches-du-Rhône, ils sont régulièrement testés et surveillés.

**Février 2020**

Les premiers clusters (foyers épidémiques) font leur apparition en France. Le 7 février dans la station de sports d'hiver des Contamines-Montjoie, cinq jours plus tard dans un collège et une garnison militaire de l'Oise. Un rassemblement évangélique à Mulhouse le 15 février marque un tournant ; de retour ensuite sur leur lieu de résidence, les 2 000 pèlerins provoquent la dissémination du virus sur l'ensemble du territoire français. La veille, un cas est identifié en Afrique, et la France enregistre son premier décès (un touriste chinois). Le 19, un match de football à Milan réunissant 40 000 spectateurs est à l'origine d'une augmentation des contagions dans la péninsule.

Je suis les événements au sein du groupe REACTing de l'Agence nationale de recherches sur le SIDA et les hépatites virales/INSERM – groupe que j'ai fondé en 2012 pour une meilleure réponse de la recherche en situation d'urgence – mais je ne suis pas impliqué dans la réponse à ce qui commence de prendre la forme d'une crise sanitaire. Je n'ai alors aucun contact avec les autorités sanitaires et politiques concernées.

Au titre du Comité consultatif national d'éthique (CCNE) que je préside, je représente la France à Genève lors de l'unique réunion « physique » que l'OMS consacre au SARS-CoV-2 les 11 et 12 février. Je suis censé m'occuper des enjeux éthiques, mais je retrouve nombre de mes amis américains, anglais, italiens, allemands, tous virologues ou immunologistes spécialistes des virus et des crises épidémiques. Les autorités chinoises ont communiqué dès début janvier le séquençage précis du génome de ce nouveau virus, et le climat n'est pas à la panique. Deux attitudes toutefois surprennent. Les scientifiques chinois communiquent en visioconférence, aucun d'entre eux n'a fait le déplacement en Suisse. Surtout, leurs propos extrêmement évasifs ou leur comportement élusif en réponse aux questions factuelles que nous leur soumettons provoquent un malaise au sein de l'assemblée. Le politiquement correct fait partie traditionnellement de leur rhétorique, mais là les silences semblent signifier « quelque chose d'autre ». Je prends d'ailleurs la parole et m'en étonne publiquement… avant d'être poliment mais fermement remis à ma place : on est à l'OMS ! Dans le même temps la Chine paraît loin, la sévérité et le mode de transmission exact de ce virus sont encore mal évalués. Le système de soins des États européens paraît solide. En Italie, les cas se multiplient et inquiètent. En avance d'une quinzaine de jours sur le calendrier de contamination, le pays demeure encore « victime » de sa réputation, fallacieuse, d'incurie de son système de soins. En France domine toujours l'idée que le virus ne franchira pas les Alpes, ou plutôt, s'il y parvient, sera rapidement mis sous contrôle.

Je rentre de l'OMS ébranlé par la cacophonie et surtout par l'immense embarras des scientifiques chinois, à mes yeux symptomatiques d'une situation autrement plus dramatique. Mes communications avec les équipes de modélisateurs de l'Institut Pasteur et de la London School of Hygiene and Tropical Medicine (LSHTM) ne me laissent plus de doute : nous sommes au seuil d'une *très grande* pandémie au niveau mondial, et *tout aussi grande* me paraît (vue de l'extérieur) être l'excessive confiance des autorités politiques, y compris françaises, à l'exception de la ministre des Solidarités et de la Santé Agnès Buzyn. Pour autant, les blâmer rétroactivement serait injuste. Moi-même, jusqu'à cette réunion OMS de Genève je concède ma perplexité, voire une relative sérénité grâce auxquelles j'ai traversé ces premières semaines de l'année 2020 avec légèreté. Pour illustration, les équipes de recherche clinique au niveau du groupe REACTing s'interrogent fin février sur la capacité à trouver suffisamment de patients contaminés – à ce moment-là très peu nombreux – pour composer les cohortes à étudier avant que le virus ne s'évapore…

**Fin février – début mars**

Les hautes instances de la santé en France sont à l'épreuve des remplacements. Le 16 février, la ministre des Solidarités et de la Santé Agnès Buzyn quitte son poste pour succéder au candidat LREM à la mairie de Paris Benjamin Griveaux, englué dans une affaire personnelle. Une nouvelle conseillère santé, Anne-Marie Armanteras de Saxcé, est nommée à l'Élysée ; comme sa prédécesseure, elle n'est pas issue du corps médical mais connaît très bien le milieu hospitalier car elle a été directrice des Hôpitaux et quitte la présidence de la Commission sociale et médico-sociale de la Haute Autorité de santé (HAS). Les mesures de confinement sont appliquées systématiquement aux ressortissants français de retour de Chine. Les cas repérés en France sont encore rares, car comme partout en Europe – excepté en Italie – les autorités sont « trahies » par le délai d'incubation qui masque la réalité des contaminations. Lors de mon premier échange (au titre du CCNE) avec Anne-Marie Armanteras de Saxcé, je lui explique mes inquiétudes et celles des modélisateurs, très nombreuses. Sa réaction est immédiate : en accord avec le conseiller recherche de l'Élysée, elle suggère de convoquer une réunion de scientifiques français pour dialoguer avec le président de la République et me demande de l'aider à monter cette rencontre en trois jours. Pourquoi ce dernier fait-il appel à moi ?

Aujourd'hui encore je l'ignore. Peut-être mon expérience de « scientifique (VIH, Ebola…) ouvert sur la société » a joué. Un jour, je lui demanderai.

**Jeudi 5 mars, 15 heures**

Nous sommes une trentaine de scientifiques réunis autour du président Emmanuel Macron, de la ministre de la Recherche Frédérique Vidal, du nouveau ministre de la Santé Olivier Véran, et de leurs conseillers. Ces scientifiques sont issus des disciplines directement questionnées (épidémiologie, infectiologie, virologie), de la recherche fondamentale, des sciences humaines et sociales, et même de l'industrie pharmaceutique, en particulier Sanofi et Gilead – la présence de représentants de cette dernière ne manquant pas d'agacer certains irréductibles. L'ambiance n'est pas lourde – la plupart des intervenants invités découvrent l'Élysée et sont peut-être impressionnés. Du moins au début. Car une fois que j'ai introduit le tour de table, chacun s'exprime. Très librement. Questions, réponses, rebonds, doutes fusent. Les contestations aussi. L'un d'entre nous fulmine contre le déficit crucial de moyens dans la recherche fondamentale. Les modélisations issues de la LSHTM et détaillées par l'épidémiologiste Arnaud Fontanet exposent plusieurs configurations. L'une d'elles suggère qu'en l'absence de mesures les systèmes de soins européens et notamment français vont être rapidement débordés, et que le nombre de décès pourrait atteindre 300 000 en France, en particulier dans la population la plus âgée. Elle soulève l'objection d'une partie de l'assemblée, en premier lieu de Didier Raoult qui déjà brandit l'hydroxychloroquine comme médicament actif dans une stratégie de « Test and Treat ». L'attitude du président de la République est à l'aune du climat qui règne au sein du groupe, alors même que l'anxiété commence à monter autour de la table : chacun est extrêmement concentré, à l'affût de toute information utile, mais sans panique ni même excessive inquiétude. À l'issue de la réunion, on me demande de présenter une synthèse sur le perron de l'Élysée devant la presse. Mon baptême du feu dans ce délicat exercice, et, pour la grande majorité des quarante journalistes qui m'écoutent sous une pluie diluvienne, la découverte d'un visage nouveau. Je prends conscience alors du sens implicite de cette mise en avant : à partir de maintenant, je suis embarqué dans une responsabilité encore à définir, mais qui devrait être colossale.

**Vendredi 6 mars, 9 h 30**

Anne-Marie Armanteras de Saxcé et la secrétaire générale adjointe de l'Élysée Anne de Bayser m'informent que le président de la République a pris une double décision : créer un Conseil scientifique Covid-19 et m'en confier la présidence. Je réclame quelques heures de réflexion et lui expose deux doutes : ne serait-il pas plus efficace de s'appuyer sur les directeurs des différentes agences sanitaires et de recherche qui composent l'organisation de la santé ? Si la naissance de ce Conseil est maintenue, ne faut-il pas nommer à sa tête un homme ou une femme plus jeune – je suis alors âgé de soixante et onze ans –, car cette crise est appelée à se prolonger – je l'évalue alors d'une durée de douze à dix-huit mois ? Les réponses de l'Élysée ne me laissent pas d'autre choix : en « bon soldat de la République », et soucieux de « faire ma part » dans le combat sanitaire encore incertain mais qui chaque jour s'annonce un peu plus immense, j'accepte la mission. À la condition d'exercer un droit de regard substantiel sur la composition du Conseil.

Dans les trois jours qui suivent, nous désignons de manière concertée avec le ministre de la Santé les autres membres : les infectiologues Denis Malvy, Didier Raoult et Yazdan Yazdanpanah, l'anthropologue Laëtitia Atlani-Duault, le sociologue Daniel Benamouzig, la réanimatrice Lila Bouadma, le modélisateur Simon Cauchemez, le médecin de ville Pierre-Louis Druais, l'épidémiologiste Arnaud Fontanet, le virologue Bruno Lina, Marie-Christine Simon à la communication ; le président du Haut Conseil de la santé publique Franck Chauvin et Laetitia Huard, de Santé publique France, complètent quelques jours plus tard ce Conseil initial. Fin mars Jean-Laurent Casanova, immunologiste, et Marie-Aleth Grard, présidente d'ATD Quart Monde, nommés par le président du Sénat et de l'Assemblée nationale, nous rejoignent. Certains sont issus des équipes VIH, hépatites ou Ebola que j'ai bien connues. Pour cette création, nous nous appuyons sur l'expérience de REACTing : ce dispositif de « recherche en situation d'urgence », hébergé à l'INSERM, a été initié une dizaine d'années plus tôt au cours de la pandémie H1N1 ; destiné à déclencher une organisation de recherche d'urgence en riposte à une crise épidémique, mobilisé lors des crises Ebola en 2017 et Zika en 2018, il livre, en cette nouvelle circonstance, des outils précieux. Dès le 20 janvier 2020, le professeur Yazdan Yazdanpanah l'avait réactivé pour définir les priorités absolues de recherche.

Bien sûr, dans ce Conseil scientifique, rien n'est « parfait » : les représentations féminine et provinciale sont inégales, des disciplines (gériatrie, psychiatrie, économie, vétérinaire) manquent, mais le cœur des compétences urgentes est incarné et l'exiguïté du groupe est un gage d'efficacité – ce que les conditions futures de réunion (environ 300), dans leur quasi-totalité par visioconférence, démontreront plus encore. Le « cas » de Didier Raoult ne fait pas l'unanimité, et même divise ; je convaincs toutefois qu'il est préférable de l'intégrer que de l'exclure. Accepter toutes les opinions a toujours été une constante des dynamiques de groupe que j'ai construites au sein de la communauté scientifique.

La création du Conseil scientifique est annoncée par Olivier Véran le 10 mars. Elle ne résulte ni d'une loi ni d'un décret, son existence figure dans une simple mention de l'Élysée. Sa validation officielle interviendra plusieurs jours après, dans le cadre de la loi d'urgence du 23 mars 2020 pour faire face à l'épidémie de Covid-19.

**Mercredi 11 mars**

Les chiffres sont sans appel : 118 000 cas officiellement recensés dans 114 pays, 4 291 décès, la courbe de contaminations se révèle exponentielle jour après jour : devant ce déferlement, l'OMS décrète la « pandémie ». Deux jours plus tôt, symptôme supplémentaire de l'envergure de l'événement, les Bourses européennes se sont effondrées. Les médias propulsent le sujet de la crise sanitaire au rang de « priorité ».

Depuis mon bureau du CCNE, j'ai passé en vingt-quatre heures plus de cinquante appels téléphoniques pour joindre de très nombreux collègues français, européens et étrangers, et « sentir » leurs positions. La France est encore tranquille. Le Conseil scientifique – presque dans sa totalité, certains membres, dont Didier Raoult, sont absents et communiquent par téléphone – se réunit pour la première (et presque unique) fois « physiquement », au ministère de la Santé. L'objectif est d'esquisser la « colonne vertébrale » à partir de laquelle se déploieront les grands axes de la stratégie. Cette réunion est également l'opportunité d'aborder certaines propriétés du virus, celles notamment relatives à son mode de transmission et à sa sévérité. Le « coup de gueule » de Didier Raoult sonne comme une décharge. Il fonde ses reproches sur la supposée lenteur de nos explorations, l'inconsistance des travaux de modélisation et de projection, l'inintérêt des propositions de protection (le confinement, déjà) que nous soumettons, auxquelles il oppose son protocole d'hydroxychloroquine « Tester et traiter ». À mon invitation à nous faire partager, par écrit, ses propositions, il préfère quitter le Conseil scientifique. À ses yeux, « il ne s'agit que d'une grippette »...

Ce 11 mars, en pleine montée en puissance de la pandémie, parmi les mieux informés de la situation, « on » continue d'espérer. Le chef de l'État n'a-t-il pas assisté en début de semaine à une pièce de théâtre ? Mon état d'esprit, en revanche, a profondément changé. Mon optimisme naturel s'effondre. À la relative sérénité de fin février puis à l'inquiétude croissante de début mars succède, désormais, un sentiment d'angoisse. Le spectre fou du confinement, que l'Italie est le premier pays d'Europe à adopter (le 9 mars), apparaît de plus en plus inéluctable et urgent faute d'autre solution. Cette angoisse, nous la partageons entre membres du Conseil et nous accordons à l'unanimité : le lendemain, lors de la réunion à l'Élysée – notre deuxième et dernière physiquement, des presque 300 qui auront rythmé cette extraordinaire aventure humaine –, nous recommanderons le confinement immédiat. À la question, simple, sur le nombre de contaminations Covid-19 par jour en France (1 000, 10 000, 100 000, 1 million ?), personne ne peut répondre, le volume de tests pratiqués étant à ce stade très limité.

La tension progresse d'heure en heure. Elle a envahi les consciences des scientifiques, des politiques, des médias, et donc se propage (toutefois lentement) dans la population. À partir du 13 mars, d'autres pays (Espagne, Autriche, Pays-Bas, Danemark, Belgique, etc.) suivront le sillage de l'Italie, qui a « ouvert le bal » du confinement. La veille, je me suis entretenu avec Anthony Fauci (National Institutes of Health [NIH] – États-Unis) pour recueillir son éclairage sur la situation aux États-Unis. L'équivalent de notre Conseil scientifique n'est pas encore créé ailleurs en Europe, mais mes échanges avec la communauté scientifique étrangère sont essentiels. Je multiplie les contacts avec l'équipe de Simon Cauchemez de l'Institut Pasteur pour évaluer une fois encore la pertinence de déployer un confinement généralisé. « Quel niveau d'incertitude avez-vous sur vos scénarios / projections les plus durs ? Si un confinement doit être décrété, quelle doit être sa durée pour être efficace ? » ; je les questionne sans cesse. La pression est considérable, le poids de la responsabilité est colossal – heureusement, nous pouvons la partager entre membres du Conseil.

**Jeudi 12 mars, 10 h 30**

Ce jeudi, je démarre la journée au CCNE à 8 h 30. La saisine du Comité sur les « enjeux éthiques de la crise sanitaire » que les autorités ont transmise et qu'il traite en première partie de matinée ne laisse aucun doute sur l'immense complexité qui conditionne leur prochaine décision – je quitte d'ailleurs mes collègues du CCNE pour l'Élysée sur un ton grave, le visage crispé comme jamais ils ne l'avaient vu auparavant : « Je ne suis pas sûr que nous nous reverrons avant un long moment. »

Puis je me retire du CCNE pour prendre le métro qui me conduira à l'Élysée. La rue de Grenelle est immuable, mais la journée va être, je le sens, très difficile. Avant d'arriver au palais de la République, je retrouve Arnaud Fontanet. Nous faisons halte dans un bistrot. Une même inquiétude nous assaille : allons-nous présenter suffisamment bien notre argumentaire ? Serons-nous assez convaincants ? Tant de doutes continuent alors de traverser nos diagnostics… Après tout, faute de détenir des informations de Chine, notre « panique » se fonde sur la situation en Italie ; dans l'Hexagone, l'absence de tests, la période trompeuse d'incubation silencieuse, notre ignorance des cas asymptomatiques – alors qu'ils peuvent transmettre, mais que cette distinction fondamentale n'est pas suffisamment connue et intégrée – nous plongent dans une – fausse, bien sûr – réalité plutôt sous contrôle. Et puis le premier « foyer » identifié, aux Contamines-Montjoie, n'a-t-il pas été circonscrit ? Dans quelques minutes, nous allons recommander une décision inouïe sans maîtriser la totalité des paramètres qui la préparent et la légitiment, sans maîtriser la moindre des répercussions sanitaires, sociales, économiques… sans maîtriser non plus sa réelle efficacité.

À cette réunion à 10 h 30 en présence du président de la République, nous sommes une quinzaine de participants. Preuve que « la vie continue », Bruno Lina n'a pas pu se libérer de ses prérogatives lyonnaises et personne ne porte de masque. Le secrétaire général Alexis Kohler, la secrétaire générale adjointe Anne de Bayser, Anne-Marie Armanteras de Saxcé, Pierre-André Imbert (conseiller aux affaires sociales et nommé quelques mois plus tard directeur de cabinet adjoint) et Olivier Véran escortent le président et le directeur général de la Santé. Le Premier ministre Édouard Philippe est absent, il rallie la réunion une heure plus tard. Geneviève Chêne, présidente de Santé publique France, est présente – alors qu'elle n'assiste pas à la réunion précédente avec les scientifiques. Nous siégeons autour d'une immense table, les membres du Conseil du même côté, moi au milieu et faisant face au président. La tension est à son acmé, car chacun pressent que cette réunion va se conclure par une décision majeure. Quelle qu'elle soit. Certes, le pays auquel la France se réfère, l'Allemagne, n'a pas encore « basculé ». Mais l'impression que renvoie Emmanuel Macron s'éclaircit, il débute par une phrase clé : « Dans cette crise, je m'appuierai sur l'avis des scientifiques. » Il semble attendre des recommandations du Conseil qu'elles ne lui laissent pas d'autre choix que de trancher dans le sens des autres nations.

Avec quelques membres du Conseil, nous nous répartissons la parole. À moi d'alerter le président sur l'absolue urgence que « la France, endormie, sorte de son attentisme » ; à Simon Cauchemez et à Arnaud Fontanet de synthétiser les projections des modélisateurs, potentiellement catastrophiques ; à Lila Bouadma, qui scrute l'évolution en Italie et voit les premiers patients en réanimation à l'hôpital Bichat, d'expliquer comment on pourrait aboutir à l'implosion du système de soins si, là encore, rien n'est entrepris. À nous, ensuite, d'interroger nos interlocuteurs : de quels stocks de masques et de quels outils de dépistage (tests) disposons-nous ? Réponses pour le moins évasives. Nous préconisons d'affecter le peu de masques en priorité aux soignants, autant pour les protéger (et assurer leur disponibilité) que pour préserver les malades hospitalisés. Ce sujet des masques m'arrache un regret : certes, nous étions encore dans l'expectative sur leur véritable utilité – l'OMS était mutique, et le mode précis de transmission (contact ou respiration) du virus faisait encore l'objet de doutes –, mais j'aurais dû recommander à la population de confectionner elle-même ses masques en attendant la constitution de stocks.

Enfin, *la* question est posée par le chef de l'État, encore hésitant – il est sensible aux tergiversations des autorités allemandes – : « Que préconisez-vous ? » Nous veillons à peser chaque mot de notre réponse. « Les incertitudes restent nombreuses. Mais, selon nous, il n'y a plus d'autre choix que de décréter un confinement général et strict. » Le terme est lâché : « confinement général ». L'hypothèse ne semble pas faire l'unanimité chez nos interlocuteurs, non alignés sur la perception du risque. Et nos recommandations sur les conditions de ce confinement plombent plus encore l'atmosphère : nous écartons toute mesure intermédiaire – appliquée aux seuls lieux « à risque » – et prêchons une réclusion stricte. Nos propos sont extrêmement fermes, et sans doute cette poigne « soulage » le président que je perçois nécessairement « secoué » – un jour, je le questionnerai sur l'état de sa conscience et de ses émotions à cet instant précis. Notre fermeté l'aide probablement à « acter l'inimaginable », et l'échange marque d'ailleurs l'unique moment de toute la crise où le pouvoir médical a véritablement existé. Puis il nous donne rendez-vous l'après-midi pour préciser certaines questions.

Nouvelle réunion donc en présence du Premier ministre Édouard Philippe, à l'issue de laquelle Emmanuel Macron nous indique qu'il annoncera aux Français un premier confinement de trois semaines.

« Pourquoi pas six semaines, comme nous vous le recommandions ? », lui demanderai-je quelques semaines plus tard. Sa décision avait reflété sa perception de la population, impréparée à une telle perspective, ébranlée par un spectre aussi radical. Et, à l'heure des révolutions technologiques et des innovations scientifiques permanentes, interloquée par le recours à une parade aussi « moyenâgeuse que le confinement ». Sa réponse est légitime : « Le choc allait être immense. Ma responsabilité était de l'apaiser, la publication du calendrier du confinement réclamait de la pondération. »

À l'issue de la réunion, je me retrouve dans son bureau seul avec lui, Alexis Kohler, Édouard Philippe et Olivier Véran. Des nombreux sujets demeurant inévitablement en suspens, l'un émeut particulièrement : la tenue du premier tour du scrutin municipal, le 15 mars. L'arbitrage sur ce sujet, qui d'ailleurs divise le Conseil scientifique, est extrêmement sensible. De mon côté, j'estime que le « mal est fait » depuis que se sont tenus meetings et autres rassemblements, j'estime que le moment du vote n'est pas démesurément propice au brassage de la population, j'estime que l'annulation du scrutin peut entraver la mise en œuvre de décisions de santé publique urgentes et indispensables… j'estime donc beaucoup, or je sais que ces interprétations sont d'une grande fragilité ! L'enjeu sanitaire est considérable, mais l'enjeu démocratique ne l'est pas moins ; le premier, aussi prioritaire soit-il, ne peut pas être accompli dans la relégation, la fragilisation, voire la négation du second. La décision est éminemment politique – les données produites ultérieurement, toutefois assez fragiles, semblent indiquer que ce premier tour électoral n'a pas augmenté de façon massive le nombre de contaminations, car les contacts en population existaient déjà.

Le soir, le président annonce la fermeture des lieux sensibles (cafés, restaurants, écoles, crèches, universités, etc.). Dans cet agenda à plusieurs temps, il espère atténuer la sidération de la population et tente de maintenir l'exercice électoral.

**Dimanche 15 mars**

Après deux jours d'échanges répétés avec le président et le Premier ministre, je rends visite en ce dimanche d'élection à différentes mairies d'arrondissement et écoles proches de la Bastille. Je suis traversé par un sentiment étrange : le soleil est éclatant, les Parisiens déambulent sans manifester d'inquiétude particulière, l'effervescence du marché n'a pas tari, le ton des échanges saisis au rythme de ma marche n'est pas inhabituel, les précautions « barrières » sont minimes. Rien ou presque ne semble changé alors qu'au fond de moi je sais qu'à partir du surlendemain plus rien ne sera comme aujourd'hui. Cette perception intime d'un abyssal décalage exhume dans ma mémoire le chef-d'œuvre d'Albert Camus, *La Peste*.

À la vue de cette foule, je suis traversé par le doute : comment réagira-t-elle ? La confiance, ciment de l'édifice commun que « toute » la population et le chef de l'État vont commencer de bâtir dans quelques dizaines d'heures, résistera-t-elle aux épreuves imprévisibles, innombrables, aiguës, peut-être même inflammables, à la succession des doutes et des funestes bifurcations qui immanquablement surgiront au fil des jours et des semaines ? Comment, individuellement et collectivement, les Français vont-ils appréhender cet avenir sans horizon ?

**Lundi 16 mars**

Deux jours après qu'Édouard Philippe a déclaré la fermeture des « lieux publics non indispensables », Emmanuel Macron s'adresse de nouveau à la nation. Le ton est d'une exceptionnelle gravité. « Nous sommes en guerre », répète-t-il à six reprises. Son allocution est centrée sur un seul dessein : sauvegarder la santé des Français et donner « une priorité à la santé pour préserver les plus fragiles ». Ce soir-là, il imprime l'esprit qui prévaudra pendant la pandémie, comme l'illustre sa décision de confier le pilotage des futurs Conseils de défense au ministère de la Santé en même temps qu'à celui de l'Intérieur.

Le couperet tombe : le confinement généralisé, aux conditions extrêmement sévères, est mis en œuvre dès le 17 mars à 12 heures, pour une durée de trois semaines – qu'il prolongera, plus tard, jusqu'au 11 mai.

**Mardi 17 mars, 20 heures**

J'ouvre les fenêtres qui donnent sur le balcon de mon appartement. Devant moi une avenue déserte, un quartier désert, une ville déserte, un pays désert. Pas un véhicule ne circule, pas un passant ne se promène, pas un commerce n'est ouvert. Paris, la France semblent fossilisés. Soixante-sept millions de personnes sont cloîtrées dans leur domicile pour une période encore vague. Je retiens mon souffle. L'émotion est indescriptible. Certes la décision est politique au plus haut niveau, mais je me sens, je me sais coresponsable de cette situation insensée. Soudain je suis traversé par l'effroi : et si nous nous étions trompés ?

# Les mondes du savoir et du pouvoir à l'épreuve d'une relation inédite

*Rarement auparavant le monde du savoir et celui du pouvoir n'avaient été amenés à entreprendre une coopération d'une telle gravité et d'une telle étroitesse. En France, le Conseil scientifique a été la cheville ouvrière de cette « rencontre permanente » qui a traversé d'importants moments de tensions et même de crises. J'en tire de précieux enseignements, dont l'intérêt dépasse l'événement pandémique. Mais les autorités sont-elles disposées à s'en emparer ?*

## Une mise en place chaotique

La traversée et la gestion de la crise sanitaire ont mis en lumière les relations entre « savoir » et « pouvoir » dans une vision démocratique. Des relations tour à tour fusionnelles, antagonistes, apaisées, fortement conflictuelles, et parfois enchâssées dans le rapport de force. L'épreuve du Covid-19 a révélé les forces et les faiblesses de ces deux mondes, peu habitués à coopérer, et qui en l'occurrence ont été sommés de coconstruire une stratégie de contre-attaque face à un virus dévastateur. Coconstruire signifiant confronter ou fusionner des expertises – à partir desquelles les autorités *décident des actions* à mettre en œuvre.

*A priori*, la répartition des responsabilités était limpide. Les acteurs du *savoir* s'appuient sur l'expertise de la science et transmettent observations et recommandations à leurs interlocuteurs du *pouvoir*, charge à eux de les retenir – ou non – et de les traduire politiquement. Le problème, dans le cas de cette crise sans précédent, est que les tenants du savoir étaient eux-mêmes déstabilisés, en panne de maîtrise et de certitudes sur l'irruption de ce virus inédit aux répercussions sanitaires et sociétales jamais vues jusque-là. Oui, la communauté scientifique a fait face à beaucoup d'inconnus. Et finalement s'est retrouvée à fournir aux décideurs politiques une connaissance et des perspectives pleines d'incertitudes, alors que par nature ceux-ci ont besoin de s'appuyer sur une matière solide. Le Conseil scientifique n'a fait que guider les autorités dans un maquis que lui-même débroussaillait au jour le jour, et ce en particulier en 2020.

Beaucoup s'est joué lors de la « fameuse » réunion du 12 mars 2020. Ce jour-là, je prends conscience d'une part que le pouvoir de décision sera (quasi) exclusivement à l'Élysée et non pas au ministère de la Santé, d'autre part que les relations de travail – et de confiance – entre le Conseil scientifique et les plus hautes autorités du pays, chef de l'État en tête, seront nécessairement périlleuses, contrastées, complexes, fragiles et pourtant fondamentales. Cela tient moins à la personnalité des acteurs en jeu qu'à l'envergure, alors encore inimaginable, des défis que ces deux cénacles du *savoir* et du *pouvoir* seront amenés à relever ensemble.

J'ai « vu » quand et comment Emmanuel Macron s'est saisi de toute la responsabilité politique de l'événement pandémique, prenant appui sur une Constitution et des leviers qui lui conféraient la presque entièreté des pouvoirs. Ainsi est né le Conseil de défense, ainsi a été reléguée la capacité d'intervention du Parlement – la configuration de l'Assemblée nationale était alors majoritairement macroniste –, ainsi les pleins pouvoirs se sont retrouvés concentrés à l'Élysée, les principaux outils sur lesquels le chef de l'État s'appuyait étant principalement le Conseil scientifique pour l'éclairage, le Conseil de défense pour les décisions, et les préfectures, les Agences régionales de santé (ARS) et différentes instances ou agences sanitaires pour l'application et le volet opérationnel des mesures. Pendant l'année 2020, j'ai été amené à voir fréquemment Emmanuel Macron, davantage même que la plupart des ministres. Notre relation a toujours été claire : il était le président, je représentais l'expertise des membres du Conseil scientifique.

Pendant la première partie de la crise (premier confinement), Matignon était très en retrait. La prise de fonction de Jean Castex en juillet 2020 infléchit sensiblement ce *statu quo*. Dès l'été et plus encore à partir de septembre lorsque la pandémie est ravivée (2e vague) et le recours à des restrictions inévitable, les échanges du Conseil scientifique jusqu'alors quasiment circonscrits à l'Élysée se partagent de plus en plus avec Matignon, le Premier ministre très investi et son directeur de cabinet Nicolas Revel ouvert à la discussion.

À un tel niveau de crise, d'urgence, d'arbitrages complexes, la nature des relations humaines entre décideurs et experts exerce un rôle très important. De piètre qualité, elle pénalise lourdement l'organisation ; de confiance et de respect, elle assure une fluidité et une efficacité précieuses – et même, en de telles circonstances, décisives. J'avais découvert Jean Castex lorsqu'il avait été mandaté par le chef de l'État pour conduire le très sensible plan de déconfinement en mai 2020. Ses qualités humaines et professionnelles étaient grandes, et nous avons entamé une collaboration fructueuse qui s'est nuancée au début de l'année 2021 ; à l'occasion des tergiversations quant à un possible troisième confinement, l'Élysée a alors *repris le manche*. Nicolas Revel a exercé un rôle majeur dans cette relation avec Matignon : un homme remarquable, efficace, empreint d'une grande humanité.

L'articulation entre le Conseil scientifique et les plus hautes autorités politiques fut-elle toujours un long fleuve tranquille ? Non. A-t-on eu parfois l'impression, au sein du Conseil, que nos recommandations étaient mal interprétées ou que nos avis étaient exploités à des fins contestables ? Que le pouvoir politique (à l'Élysée, à Matignon, au ministère de la Santé, chez les élus) était tenté par un rapport de force inapproprié ? Oui. Mais est-ce anormal ? Surtout, ces dysfonctionnements ont été suffisamment rares et vite jugulés pour ne pas hypothéquer de manière irréversible notre engagement. Pour autant, il est intéressant de les détailler, car leurs enseignements ont une portée qui dépasse le contexte pandémique.

À la composition du Conseil, des erreurs ont été commises. Il aurait été bénéfique qu'il soit élargi d'emblée à davantage de spécialités : vétérinaire, gériatrie, philosophie et… économie. Cette dernière, je la savais essentielle : non pour chiffrer directement la traduction financière et les conséquences économiques de nos préconisations, mais pour intégrer à la pertinence de nos réflexions ce volet crucial. Une condition pour que celles-ci ne soient pas « hors-sol ». Refus de l'Élysée, arguant qu'une sorte de « Conseil économique de la crise » était en gestation, qui nous fournirait des données et traiterait les enjeux *ad hoc*. Il n'a pas vu le jour. L'absence de cette discipline au sein du Conseil fut préjudiciable, et nous l'avons partiellement comblée par des échanges directs avec quelques experts

– notamment la remarquable Laurence Boone, alors cheffe économiste à l'Organisation de coopération et de développement économiques (OCDE), nommée en juillet 2022 secrétaire d'État chargée de l'Europe.

Dans les premiers jours de la crise, le pouvoir politique conditionnait tous ses arbitrages aux avis du Conseil scientifique, et cela sans filtre vis-à-vis des médias. Résultat : une confusion surgissait chez les journalistes, et au sein de la population, qui conférait au Conseil la pleine responsabilité des mesures drastiques du confinement. Comme si le centre névralgique du pouvoir s'était déporté vers lui. Dans cette période d'immense « incertitude sanitaire », politique, sociétale, il était inconcevable que les nombreuses « incertitudes scientifiques » qui traversaient le Conseil soient « interprétées » dans l'intérêt des autorités. Nous ne pouvions continuer d'entendre ou de lire que le pouvoir politique s'exprimait presque systématiquement « selon l'avis du Conseil scientifique » ; nous avons vécu cette situation injuste comme une pression extrêmement lourde, il n'était pas supportable que cette perception de la responsabilité disculpe presque l'exécutif, en réalité seul détenteur de la stratégie. Rappelons notre rôle : nous n'étions *qu'une voix* médicale, proposée à la voix politique seule habilitée à s'exprimer – et à tenter d'« expliquer l'inexplicable » – auprès des instances publiques et de la population. Le pouvoir a toujours été exclusivement dans les mains « des » politiques. J'ai alors réclamé une clarification visible et compréhensible de tous, qui respecte la réalité des contributions de chaque partie prenante.

**Protéger, coûte que coûte,
l'indépendance du Conseil scientifique**

Tout scientifique en général, et tout scientifique médecin en particulier, est, intrinsèquement, indépendant. C'est un attribut consubstantiel à son métier. Les membres du Conseil scientifique étaient donc tout naturellement disposés à exercer leur indépendance à l'égard des autorités publiques et politiques. Il fallait toutefois accompagner, encadrer, corseter ce vœu pour le protéger de tout péril. Or la plupart des éléments convergeaient en notre défaveur : structure nouvelle et édifiée dans l'urgence, nominations express et selon un protocole inédit, contexte de création défavorable – « affaire » des masques (antérieure à la constitution du Conseil), remplacement mi-février d'Agnès Buzyn par Olivier Véran suite aux péripéties de Benjamin Griveaux. Plusieurs mécanismes ont vu le jour.

D'abord exister au vu et au su de tous. Cela peut sembler être un truisme ; or un pays comme la Grande-Bretagne avait adopté une organisation comparable, le SAGE (Scientific Advisory Group for Emergencies), qui dans les premiers temps a fonctionné dans l'opacité, au nom d'une interprétation très anglo-saxonne de l'indépendance. Cette dissimulation fonctionnelle n'a pas résisté à la pression de l'opinion publique et, dès le printemps 2020, le SAGE optait pour la transparence.

Ensuite, affirmer, réaffirmer sans cesse que la décision relève du seul politique et que l'expertise portée par les scientifiques n'est que conseil. Les arbitrages politiques se fondaient sur les avis sanitaires du Conseil scientifique, mais aussi sur l'examen de réalités économiques, sociales, sociétales auquel le Conseil était étranger.

Puis, formaliser explicitement et officiellement les avis – une partie des relations avec les autorités était bien sûr informelle, justifiant encore plus leur publication. Rédiger nos recommandations poursuivait plusieurs objectifs : construire mieux encore la pensée, proposer aux citoyens une matière pour comprendre la situation selon nous, mais aussi les arbitrages politiques qui en résultaient. De la rédaction desdites recommandations, j'ai extrait une leçon : il est cardinal de soumettre plusieurs choix aux décideurs politiques, irrités lorsqu'ils se sentent pris au piège d'une seule possibilité. Avec subtilité, nous avons souvent proposé plusieurs options, mais qui aboutissaient entre les lignes à une conclusion similaire, celle de notre préconisation… Ainsi, l'éventail des nuances qu'il fallait trancher était exposé, et l'étanchéité de l'expertise était préservée, la décision revenait aux seules autorités politiques.

Les dérapages dans les premiers jours de l'installation du Conseil scientifique ont mis en évidence l'absolue priorité de cadenasser son indépendance. Sa raison d'être, son utilité, sa légitimité étaient conditionnées à cette règle inviolable. Nous avons très rapidement édicté un règlement intérieur – nous assurant la possibilité d'autosaisines, donc de traiter des sujets que nous estimions importants. Puis, aux experts issus de l'Inspection générale des affaires sociales (IGAS) que le ministère de la Santé ne manquait pas de nous « proposer », nous avons préféré recruter nos collaborateurs et stagiaires dans les rangs de Sciences Po et de Normale Sup. Enfin, nous avons veillé à rester strictement à l'intérieur de nos prérogatives, et notamment à n'exercer aucune responsabilité opérationnelle : nous n'en avions ni la qualification, ni l'ambition, ni les moyens ; le Conseil scientifique constituait la clé de voûte de l'édifice, mais en aucun cas ne devait se substituer aux compétences dévolues aux instances qui composent l'organisation de la santé.

D'autres moments ont mis en exergue des tensions, certaines vives. Mais au vu des circonstances à la fois si exceptionnelles, dramatiques et incertaines, n'était-ce pas inévitable ? Surtout, je savais qu'il fallait ne pas s'affoler et faire preuve de patience comme de détermination lorsque l'orage grondait. Je savais aussi que les épisodes de crise non seulement étaient nécessaires, mais pouvaient être propices à renforcer, voire à redimensionner la relation avec les autorités politiques, et *in fine* à servir la pertinence de la stratégie déployée. Résultat, je peux l'affirmer : jamais le Conseil scientifique en tant que personne morale et ses membres en qualité de personnes physiques n'ont reçu de l'Élysée ou de Matignon, directement ou par des voies « parallèles », une quelconque injonction ou même une tentative d'influence.

Soyons honnêtes, les sources de conflit n'ont pas été qu'exogènes, et la vie intime du Conseil n'a pas toujours été sereine et fluide. Aux dissensions entre personnes s'est juxtaposée, à plusieurs moments critiques (confinements, campagnes de vaccination, pass sanitaire, etc.), une querelle stratégique, opposant les partisans du « faire tout en même temps » à ceux privilégiant des populations ciblées, notamment les plus âgées et vulnérables. Malgré cela, en dépit des épreuves auxquelles le pouvoir politique a exposé notre robustesse, dont nous témoignerons ci-dessous, ou qui n'ont pas épargné « physiquement » les membres du Conseil scientifique – une heureuse naissance, mais aussi un infarctus, un Covid-19 grave et une vingtaine de contaminations –, le Conseil a tenu bon. C'est, en toute objectivité, une victoire, tant l'envergure, la variété, la répétition des obstacles furent aiguës.

Certains de nos avis ont fait l'objet d'un traitement politique au mieux incompréhensible, au pire répréhensible. Chaque recommandation transmise aux autorités concernées (l'Élysée, Matignon, le ministère de la Santé) était conservée dans la confidentialité quelques heures ou quelques jours, le temps nécessaire pour qu'elles en extraient la traduction politique et énoncent leurs arbitrages – souvent dans le cadre du Conseil de défense. Mais un certain nombre d'avis, plutôt dans les développements ultérieurs de la pandémie, n'ont été publiés sur le site du ministère de la Santé que bien trop tard. Le Conseil scientifique avait fait le choix de ne pas disposer de son propre site internet et de s'appuyer sur celui dudit ministère pour publier ses recommandations ; ce fut probablement une erreur.

L'origine de ces retards a plusieurs explications. Certains avis, très sensibles, étaient de nature à provoquer un grand embarras, y compris médiatique, en réponse auquel les autorités, déjà déstabilisées par les circonstances, ont eu le souci, stratégique, de temporiser. D'autres ont simplement souffert de la désorganisation qui a souvent dominé. Je retiens toutefois que la publication des avis dépend directement du ministère de la Santé, et plus particulièrement du bureau du directeur de cabinet. Le ministre lui-même était-il informé ? Je l'ignore. Lorsque l'incompréhension et la désagréable impatience me gagnaient, un appel téléphonique à l'Élysée ou à Matignon dégelait la diffusion. À d'autres moments, je recourais à un stratagème ; je m'appuyais sur une dizaine de scientifiques de confiance, auxquels je demandais discrètement de distiller sur les plateaux de télévision et dans les studios de radio l'information « bloquée » dans les canaux bureaucratiques...

Dès fin mars 2020, nous nous sommes employés à répondre aux sollicitations d'autres acteurs du « squelette démocratique ». Notamment des structures publiques, les présidents des instances parlementaires, des partis politiques, des syndicats (patronaux et salariés), des présidents de région, tous en quête d'informations pour espérer diagnostiquer l'indicible, et ainsi déchiffrer la stratégie élyséenne et tracer leur propre stratégie. Leur insistance résultait-elle d'une confiance limitée dans la communication publiée au sommet de l'État ? Il est difficile de répondre. Mais une fois clairement admise, l'indépendance du Conseil fut certainement décisive à leurs yeux.

Étions-nous dans notre rôle ? Le débat fut vif au sein du Conseil scientifique, les opposants arguant que notre unique interlocuteur était l'État. Certaines rencontres furent officielles, d'autres informelles et discrètes. Certains membres du Conseil attachés territorialement à une ville s'entretenaient avec l'édile local. Nos interlocuteurs prenaient conscience que nous savions le plus, mais que parfois, au gré des rebondissements provoqués par l'évolution du virus, nous savions peu, voire pas du tout. Nous avons eu affaire à un large éventail d'attitudes.

Si je prends l'exemple des présidents de région, le meilleur – aux commandes de Grand Est, d'Auvergne-Rhône-Alpes, d'Île-de-France ou d'Aquitaine – a côtoyé le pire – Renaud Muselier, aux manettes de Provence-Alpes-Côte d'Azur, par ailleurs médecin lui-même et zélateur de Didier Raoult. Le meilleur plus précisément dans la première phase, car l'horizon des élections régionales de juin 2021 a durci les relations du Conseil avec les représentants des treize régions. « Au nom de quoi un Conseil scientifique s'autoriserait-il le droit de bloquer le scrutin ? » : voilà la question qui les agitait. Cet épisode fut l'un de ceux qui cristallisèrent le plus nos supposées *proximités avec le pouvoir politique* et *manipulations par le pouvoir politique*. Nos recommandations auprès du ministère de l'Intérieur furent pourtant limpides : l'enjeu démocratique était primordial, et les éléments sanitaires en notre possession justifiaient que l'élection se tienne, mais cette décision revenait exclusivement à l'exécutif.

Nous avons veillé, à l'égard des autres représentants des pouvoirs publics, des formations politiques, des syndicats et de la communauté scientifique, à établir des relations qui ne nous entraînent pas vers le débordement. Ne pas outrepasser son périmètre de compétences était l'obsession du Conseil scientifique. Un exemple est symptomatique de la frêle mais claire ligne de crête sur laquelle nous nous tenions. Fin mars 2020, lorsque le Premier ministre Édouard Philippe me demande d'intervenir à Matignon devant un cercle d'élus pour expliciter la décision de confiner, je me rappelle avoir d'abord hésité, puis accepté à une condition – qu'il valide immédiatement – : j'expose ce que nous savons, ignorons, et de fait motive la décision élyséenne de procéder au confinement ; une fois cet exercice scientifique conclu, je me retire et les laisse appréhender l'interprétation politique du sujet. J'ai le souvenir d'un nombre incalculable et hétéroclite de questions, démontrant la sidération, l'inquiétude, mais aussi l'ignorance dans lesquelles tous étaient plongés. À ce moment se dégageaient deux niveaux au sein de l'autorité politique : une partie d'elle, minoritaire, était mûre ; l'autre, largement dominante, était perdue, comme inconsciente. L'inculture scientifique au sein du microcosme politique explique probablement ce paradoxe.

Enfin, vis-à-vis de sa communauté naturelle composée de médecins et de scientifiques, le Conseil scientifique s'est employé à entretenir une relation saine. Ne pas se couper des autres structures, surtout ne rien entreprendre qui les marginalise ou les délégitime. Certaines d'entre celles-ci – Haute Autorité de santé, Santé publique France, Agence nationale de sécurité du médicament et des produits de santé (ANSM), Haut Comité de santé publique… –, habituées à un dialogue exclusif avec le ministère de la Santé, se sont trouvées en partie reléguées une fois le pouvoir décisionnel rapatrié à l'Élysée, en tout cas au printemps 2020. Demeurer en lien avec elles était essentiel, tout comme avec l'Agence nationale de la recherche, les Académies de médecine et des sciences, ou le CNRS – l'INSERM et l'Agence nationale de recherches sur le SIDA et les hépatites virales (ANRS) étant représentés par Yazdan Yazdanpanah. Le Conseil scientifique « rajouté » – comme le « fait du prince » et sans existence administrative – dans l'imbrication déjà complexe des structures avait le devoir de ne pas constituer une source de déstabilisation supplémentaire. Il s'est appuyé sur tout l'écosystème dans le recensement des informations, des données propres à l'éclairer dans ses recommandations, il a aussi vu cette communauté scientifique maintenir elle-même une distance raisonnable avec les cercles politiques. Raisonnable pour ne pas fragiliser sa propre indépendance et se sécuriser.

Ces développements illustrent une règle immuable : l'indépendance « du scientifique » à l'égard « du politique » n'est jamais spontanée ni acquise. On peut l'écrire, l'affirmer, la proclamer, mais elle se construit pas à pas, en réponse à chaque circonstance sensible qui la met à l'épreuve. Ses ferments sont identiques à ceux de la confiance, qui chaque jour est amenée à se fissurer, se consolider, se réparer, progresser, imploser… Dès le début du mois de mars 2020, on me prêtait d'avoir « l'oreille du chef de l'État ». C'était alors totalement faux. Nous nous connaissions peu, notre irruption respective dans la crise était d'une soudaineté folle, les premiers jours tourmentés auguraient plutôt une relation distante, et je n'étais pas dupe de l'influence que la profusion de messages contournant le Conseil scientifique et parvenant sur son téléphone portable ou son bureau était susceptible d'exercer sur ses décisions. Néanmoins, nous avons bâti une confiance solide dans le choc des épreuves, parfois avec de grandes tensions, et cette confiance a favorisé, en lui, l'adoption d'arbitrages politiques sensibles.

## Des conseils de défense ultra-décisionnels, mais peu transparents

Le débat sur la sémantique usitée par le chef de l'État pendant la crise est légitime. Un terme a particulièrement mobilisé les esprits : étions-nous, comme il l'affirmait, en « guerre » ? Je le crois. La survenue, l'ampleur et la gravité inouïes de la pandémie ont bel et bien constitué un schéma de « guerre ». L'emploi du terme était d'autant plus approprié qu'au moment de décréter le premier confinement une partie de la population était encore dans le relativisme, dans une situation de torpeur peu propice à la prise de conscience des réalités qui étaient en train de se former et dont nous-mêmes au Conseil scientifique ne mesurions pas l'envergure. Nous-mêmes autant que le chef de l'État ; que s'est-il passé dans sa tête entre le jeudi 12 mars 2020 lorsqu'il décide le confinement et le mardi 17 mars quand il dicte sa mise en œuvre ? Je l'ignore. Mais nécessairement son trouble était immense. Le recours à la « guerre » visait à provoquer un électrochoc, à aider la population à conscientiser l'événement en gestation.

De la situation de guerre au positionnement majeur du Conseil de défense, le lien semble évident. Or il ne l'est pas. D'une part, l'impréparation politique, juridique, administrative liée à la mise en œuvre du premier confinement est perturbante. Les conditions dans lesquelles l'état d'urgence sanitaire a été instauré

– après le vote d'une loi *ad hoc* le 23 mars –, une quinzaine de jours après son officialisation, questionnent. Certes, le contexte était inédit et commandait des mesures dans l'extrême urgence ; fallait-il attendre les traditionnels prérequis institutionnels et législatifs ? Difficile, suggérant à l'avenir l'impérieuse nécessité d'une anticipation, dès le premier jour de crise, des mesures juridiques à déterminer.

D'autre part, la tenue des conseils de défense sanitaire – émanation des conseils de défense et de sécurité nationale établis en 2009 – était-elle appropriée ? Probablement oui. Son nom était-il opportun ? Je ne crois pas. La situation de guerre contre le virus ne justifiait pas que l'instance amenée à décider de la stratégie s'apparente à une structure militaire.

Le site internet de l'Élysée continue de mentionner ostensiblement que les « décisions du Conseil de défense sanitaire s'appuient sur les recommandations du Conseil scientifique ». En réalité, les relations directes entre les deux structures étaient limitées. Nous communiquions nos avis en amont de la tenue desdits conseils de défense, sans en attendre ni débat préparatoire ni commentaire postérieur. Nous ne réceptionnions pas de compte rendu des conseils de défense, mais étions informés des « grandes lignes » par les conseillers de Matignon et le directeur général de la santé. N'oublions pas que siégeait à ces conseils de défense un cénacle extrêmement restreint, composé du président de la République, du Premier ministre, des ministres de la Santé, de la Défense, de l'Intérieur, de l'Économie et du Travail. L'immense majorité du gouvernement en était exclue, et je ne crois pas qu'une information détaillée était confiée aux autres instances de la démocratie (Assemblée nationale, Sénat, Conseil économique, social et environnemental, etc.).

Cette perception, par la population, d'un aréopage exigu et exclusif concentrant tout le pouvoir décisionnel, dans la durée, n'a pas soutenu le vœu de confiance et celui de reviviscence démocratique – quand bien même il s'agissait d'une réponse de crise.

# Trois moments clés de tension avec le pouvoir

*Les circonstances de tension entre le Conseil scientifique et les principales instances politiques du pouvoir n'ont pas manqué. Trois d'entre elles ont provoqué des situations dont l'issue aurait pu être critique.*

**Avril 2020**

La première grave crise survient lorsque Emmanuel Macron décide de se rendre à Marseille dans l'institut hospitalo-universitaire (IHU) dirigé par le professeur Didier Raoult. Le climat est alors volcanique. Nous sommes le 9 avril 2020, la France est plongée dans le confinement, la pandémie est à son paroxysme, la situation est extrêmement tendue dans les hôpitaux, en particulier en région parisienne, et Didier Raoult brandit son élixir miracle – l'hydroxychloroquine seule ou en association. Aucune étude scientifique solide n'y donne crédit, mais sa personnalité et son tapage font des ravages sur les plateaux de télévision, sur les réseaux sociaux, et jusque dans certains cénacles politiques français et même étrangers. Des figures publiques – outre Renaud Muselier, l'ancien ministre de la Santé Philippe Douste-Blazy notamment – s'affichent en irréductibles soutiens ; des scientifiques, d'anciens directeurs d'agence sanitaire succombent à sa thèse. L'intéressé devient une icône, qui s'amuse à discréditer l'élite scientifique et politique ; les instituts de sondage le propulsent dans le peloton de tête des gestionnaires de crise les plus légitimes, voire lui promettent un avenir politique. Son charisme particulier, son franc-parler provocateur, ses certitudes, sur lesquels la grande prudence affichée par les autorités politiques et scientifiques exerce un effet amplificateur. Ses lacunes ou l'incohérence de ses diatribes publiques ne soulèvent aucune observation dans les médias ; peu importe que « son » IHU Méditerranée Infection, brandi comme un îlot de résistance marseillais, soit en partie financé par sa bête noire « Paris », peu importe que sa contribution d'infectiologue aux trois grandes épidémies contemporaines – VIH-SIDA, hépatite C, antibiorésistance – ait été réduite, voire nulle… Peu importe donc : il génère la polémique, et cela suffit à créer l'événement sur sa personne.

Le Conseil scientifique s'est exprimé, défavorablement, sur la pertinence du protocole proposé par l'IHU Marseille – trois ans plus tard, la levée de boucliers que ses essais et publications plombés par de graves manquements méthodologiques et éthiques suscitent au sein de la communauté scientifique pourrait même trouver un écho judiciaire. À deux reprises déjà, le chef de l'État a programmé un déplacement dans la cité phocéenne, auquel, en avril 2020, j'ai décidé de ne pas participer. La troisième sollicitation prend la forme d'une forte pression ; je peux de nouveau l'éconduire, mais mon refus devient alors synonyme de crise majeure. Le Conseil scientifique est ulcéré, plusieurs membres menacent de démissionner si j'accepte de monter dans l'avion présidentiel. L'indécision est immense. Et pour cause : cette visite, médias et opinion publique l'associent à un blanc-seing d'Emmanuel Macron pour Didier Raoult, et au sein du Conseil scientifique nous l'appréhendons comme un insupportable discrédit, un irréparable camouflet. Et même une gifle. Ma décision est prise ; dans la nuit, je préviens par un SMS mes coreligionnaires de mon départ, en retour duquel répondent d'explicites points d'interrogation. La stupéfaction est à son acmé.

Ce déplacement sera un tournant dans mes relations avec Emmanuel Macron. Je prends conscience qu'il ne vient pas adouber Didier Raoult, mais simplement écouter ses arguments et se faire une opinion. Puis, dans le vol du retour, en face à face, il me fait part de sa vision du déconfinement, de la réouverture des écoles – qu'il juge, d'un point de vue humain et sociétal, prééminente –, je trouve un chef d'État particulièrement bien informé sur le virus et déterminé à engager une stratégie qui épouse les réflexions que nous sommes alors en train de conduire au sein du Conseil. Rassuré, à mon retour je réunis mes « associés », dépités par ma conduite. Le climat est pesant et même électrique. Sans doute mon expérience « politique », acquise à partir des années 1980 lors de l'événement VIH, l'indifférence que m'inspirent les critiques me visant personnellement et les raisons de mon engagement – rendre service à la nation – me servent à dépassionner le débat. À convaincre qu'une démission collective aurait des relents d'irresponsabilités et des conséquences insoupçonnables au moment où le pays traverse une épreuve sans précédent. Et j'ai le sentiment – d'abord très prudent, mais que ses conseillers me confirmeront plus tard – que cette visite a ouvert les yeux du Président sur l'absence totale de véracité des protocoles de Didier Raoult. Finalement, je convertis les membres du Conseil à une conviction : Emmanuel Macron n'est pas pro-Raoult, il considère profondément notre travail, et il inscrit son action dans la poursuite de notre fonctionnement. J'acquiers alors une certitude : ce déplacement périlleux était de nature à faire voler en éclats notre confiance encore balbutiante ; il l'a, au contraire, singulièrement consolidée. Ce fut un moment de vérité, un de ces instants indicibles au bout desquels peut surgir l'abîme. Au bord de la rupture, notre relation s'est finalement cimentée le temps d'une seule journée et est devenue fondatrice – en tout cas à mes yeux.

## Janvier 2021

Nous sommes début janvier. La stratégie élaborée avec Alain Fischer, un ami de longue date, désigné quelques semaines plus tôt président du Conseil d'orientation de la stratégie vaccinale, est solide et claire, privilégiant dans l'ordre d'éligibilité les plus fragiles et les plus âgés de la population. Pour autant, la campagne vaccinale débute difficilement : la France concède un retard de dix jours par rapport à l'Allemagne, la fluidité des livraisons se révèle délicate, et cela dans un contexte de défiance – les enquêtes d'opinion révèlent un degré très élevé de suspicion à l'égard des vaccins, en particulier mRNA. Le ministère de la Santé a massivement fait appel aux services de cabinets de consulting, McKinsey en tête, afin de construire le volet opérationnel de la campagne. Lequel accumule les déficits de précision et d'aspects pratiques sur un sujet, il est vrai, très difficile. Au début du mois, le chef de l'État réunit l'ensemble de ses équipes, y compris les ministres concernés par les incidents. Jamais je ne l'avais vu et ne le reverrai exprimer une telle colère. Ces dysfonctionnements initiaux créditent, à mes yeux, le recours ponctuel à des prestataires lorsque l'urgence et l'ampleur de la tâche ne peuvent pas trouver de solution dans l'obscure et lente bureaucratie de l'administration française. La logistique est un vrai métier que le monde du privé sait mieux gérer !

Le contexte sanitaire est lui-même inquiétant. Le variant Alpha a fait son apparition, et le Conseil scientifique n'a pas cessé d'alerter sur l'anachronisme des situations : celle d'un virus qui va se propager pendant l'hiver et le printemps, et donc jusqu'aux mois d'avril et de mai où nous situons l'impact réel des effets de la campagne vaccinale. En d'autres termes, sur un plan sanitaire, nous nous retrouvons dans une configuration comparable à celle de l'irruption de la pandémie dix mois plus tôt, car la vaccination d'un pays prend beaucoup de temps…

Très vite, le système de soins est frappé par la diffusion du variant Alpha, un variant entraînant davantage de formes sévères et d'une transmissibilité plus grande. Le nombre d'hospitalisations, d'entrées dans les services de réanimation et de décès progresse. Le système de soins subit une pression très forte. À la fin du mois de janvier, une première réunion à l'Élysée fait le point… plutôt indécis. Difficile en effet d'établir une projection incontestable, tant certaines variables sont hasardeuses. À partir de combien de jours les personnes vaccinées sont-elles vraiment protégées ? Et la performance sur la transmission est-elle aussi efficace qu'annoncée par les laboratoires – à cette seconde question, nous avions des doutes, mais nous n'imaginions pas que la réalité était aussi éloignée des promesses ? La matière dont nous disposons ne prête toutefois guère à l'hésitation : au nom du Conseil scientifique, Arnaud Fontanet, Yazdan Yazdanpanah et moi informons alors le président de la République qu'un nouveau confinement est inévitable, au risque sinon d'une pression incontrôlable sur les services de soins (en particulier les unités de réanimation) et d'une déperdition de l'efficacité de la campagne vaccinale. Les hypothèses de modélisation ne proposent pas de véritable alternative : soit un confinement intermédiaire immédiat suivi – possiblement – d'une mesure similaire au cours du printemps ; soit un confinement – inévitable – décrété plus tard, mais qui d'ici là aura lourdement fragilisé le système de soins.

Notre recommandation se porte plutôt sur la première option. Nous sommes trois autour du chef de l'État, c'est l'une de ces réunions critiques qu'il veut en comité extrêmement restreint et, cette fois, il n'y convie pas le ministre de la Santé. Il évoque une troisième possibilité : l'accélération de la campagne vaccinale, susceptible même d'éviter un confinement plus tard. Je le sens traversé par une interrogation : « Comment pourrai-je mesurer la capacité du dispositif vaccinal à éviter un troisième confinement si je décrète dès maintenant celui-ci ? » Les sondages montrent qu'une majorité de Français est en passe d'accepter un confinement, surtout dans la perspective qu'il accroisse l'efficience collective de la campagne vaccinale et jugule l'implosion des services de soins. De plus, l'horizon très proche des vacances de février accrédite l'amortissement du choc.

Dans la foulée, un dimanche soir, j'accorde un long entretien à BFMTV. J'évoque l'ensemble des hypothèses sans me prononcer personnellement. Jusqu'à ce que je cède. Est-ce la fatigue ? Le souhait, subliminal, de convaincre Emmanuel Macron du bien-fondé des recommandations du Conseil scientifique ? J'indique alors, en réponse à une même question maintes fois posée et que j'éludais toujours promptement, que je préconise l'hypothèse d'un confinement immédiat. J'ai eu tort. J'aurais dû conserver cette position de neutralité à laquelle je me tenais rigoureusement depuis le début de la pandémie. C'est ainsi. Le lendemain, j'accorde une interview au *Parisien*, dans laquelle je précise mon avis – au risque, avéré, d'apparaître, sur ce sujet, indécis voire versatile.

Trois jours plus tard se tient un conseil de défense, à l'issue duquel le chef de l'État se montre en retrait, conformément à sa stratégie de circonscrire ses interventions exclusivement au volet vaccinal. Une prise de hauteur qui tient compte également des autres enjeux économiques et sociétaux. Charge donc à Jean Castex de présenter publiquement la position du gouvernement, scrutée par des Français qui se sont préparés à l'inéluctable confinement. Selon mes informations, le Premier ministre s'apprête à annoncer un troisième confinement, nettement plus modéré que le premier, prenant effet au début des vacances scolaires. Je crois savoir que, quelques poignées de minutes avant qu'il ne s'exprime, le président de la République l'informe qu'il « renonce à cette option » et qu'il a « pris la décision d'attendre ». Jean Castex, dont on imagine la déstabilisation, prononce donc un discours reportant à « plus tard » le risque d'un confinement. S'ensuivra une période de relations complexes avec le chef de l'État, qui ce jour-là veut marquer les esprits d'une bascule : le centre de décision n'est pas au Conseil scientifique ni à Matignon, mais uniquement à l'Élysée, le pouvoir est entre ses seules mains. Le troisième confinement aura finalement lieu en avril 2021.

J'ignore ce qui a dicté un tel revirement. Je suppute que l'hypothèse, non exclue, d'un quatrième confinement à la fin du printemps succédant à celui de février l'a dissuadé, préférant celle d'un seul confinement, même si elle provoque à court terme une augmentation du nombre de décès et surtout une dégradation extrêmement pénible du système de soins. Ce qui est advenu. A-t-il eu raison ? S'est-il trompé ? Je ne peux pas lui reprocher d'avoir conditionné ses décisions à l'objectif, obsessionnel – chez lui aussi – et si cardinal, de réussir la campagne vaccinale ; l'avenir sanitaire, économique, social du pays en dépendait. Néanmoins, faire le choix des Français dans leur ensemble, qui avaient subi deux confinements (du 17 mars au 11 mai, puis du 30 octobre au 15 décembre 2020) plutôt que celui des plus vulnérables – appréciation toutefois atténuée par la priorisation des populations ciblées pour le vaccin – et du personnel soignant, était-il plus judicieux ? Il est impossible d'apporter une réponse. C'est une question de curseur éthique qui ne commande pas de jugement.

Par ailleurs, il n'est pas impossible que la perspective, quinze mois plus tard, du scrutin présidentiel ait participé à son arbitrage. Consolidant un peu plus encore l'incontestable : la crise sanitaire s'offrait en permanence à un traitement politique, ce qui était normal ; et l'échéance présidentielle inoculait un critère supplémentaire, celui-là stratégique et moins normal, dont le Conseil scientifique était – fort heureusement – écarté.

**Printemps 2021**

Ce hiatus, qui a gravement entamé notre confiance, laisse des traces. Le Conseil scientifique n'était pas isolé dans ses recommandations. À Matignon, au ministère de la Santé, et jusque dans son entourage, la décision très personnelle du chef de l'État est loin de faire l'unanimité. Ce que conforte chaque nouveau jour qui voit la tension du système de soins et le nombre de décès progresser. La question de l'utilité et de l'avenir du Conseil scientifique se pose, à mes yeux, comme jamais auparavant. Le dialogue se poursuit alors avec Anne-Marie Armanteras de Saxcé, qui joue un rôle majeur pour garder le lien…

Je fais alors le choix de ne plus m'exprimer publiquement ou dans les médias. Et cela pendant trois mois, le temps pour les relations du Conseil scientifique avec les autorités politiques de choisir leur destination :

l'impasse ou le réchauffement. Les membres du Conseil, échaudés par l'épisode mais résolus à ne pas démissionner, me soutiennent. Deux circonstances vont déterminer l'orientation desdites relations.

D'une part la campagne vaccinale ; après une première phase chaotique, son déploiement est globalement réussi. Surtout, Emmanuel Macron décrète finalement un troisième confinement, qui s'étale du 3 avril au 3 mai 2021. La compétence du Conseil scientifique, qui avait insisté sur l'inéluctabilité de cette échéance, est aussitôt réhabilitée dans les médias et auprès de l'opinion publique. La cause de la communauté médicale, qui traverse une immense souffrance dans les établissements hospitaliers, est, de même, restaurée.

Ce printemps sanitaire 2021, finalement aussi enkysté que nous l'avions pronostiqué, ouvre une nouvelle échéance : faut-il privilégier l'obligation vaccinale ou le pass sanitaire ? En mai et juin, le dialogue entre le Conseil scientifique et les autorités politiques est repris sereinement, concomitamment à la prolifération du nouveau variant Delta. Sans tarder le choix très « jésuite » du pass sanitaire est retenu des deux côtés, celui du « savoir » et celui du « pouvoir », pour des raisons en partie différentes.

Cette opportunité de restaurer des relations constructives va se concrétiser au-delà de l'été 2021. Ainsi, lorsqu'il fait son apparition en décembre 2021, le nouveau variant Omicron annonce une déstabilisation supplémentaire de l'organisation du pays. Nos projections anticipent pour mi-janvier 2022 jusqu'à 400 000 contaminations par jour, une forte perturbation des services publics, la désorganisation des écoles… mais une plus grande sérénité caractérise nos échanges. Elle résulte aussi de l'efficacité de la campagne vaccinale, principal bouclier pour réduire la pression sur les services de soins, de la dangerosité raisonnable du variant Omicron, et, une nouvelle fois, de la qualité des relations humaines, en l'occurrence avec Jean Castex et son directeur de cabinet Nicolas Revel.

Il est commun d'associer au « management de crise » une multitude de concepts, de principes, de méthodes plus structurés et rigides les uns que les autres. C'est une erreur, une perception très partielle et même inadaptée de la réalité, que cultivent les cabinets dits spécialisés dont les instances publiques aiment s'entourer. La clé de voûte est ailleurs, elle est d'une simplicité confondante, elle ne s'apprend pas et ne se décrète pas : elle réside dans la sincérité, la proximité, l'honnêteté de la relation humaine. De ces attributs dépend la capacité – véritable – d'écouter et de stimuler les opinions divergentes, de considérer leurs auteurs et de les intégrer dans un rapport de discussions et de débats fécond, de créer un climat de confiance propice à élaborer des solutions efficaces. Dans la plupart de mes échanges au plus haut niveau de l'État, j'ai agi en artisan, à l'image des paysans de mon Cantal contractualisant la vente de bétail d'une simple poignée de main. Oui, l'enseignement managérial de cette tentaculaire gestion de crise ramène à l'essentiel, si infime et si fragile : la relation entre les personnes – cette attitude peut sembler « simpliste », pourtant je persiste et signe...

Cette relation même, par ailleurs, a cimenté la cohésion et la solidarité au sein du Conseil scientifique. Bien sûr quand les épreuves politiques étaient aiguës, mais aussi lorsque nous étions collectivement plongés dans le doute que dictaient les circonstances sanitaires du moment. Le doute est nourricier, il est partie intégrante du métier de scientifique. En revanche, il ne peut pas en devenir l'alpha et l'oméga. Or il fut constant durant la crise, il formait une ombre d'une intensité variable dans la préparation de la plupart de nos recommandations. Souvent, nous avions peur de nous tromper. Alors nous avons vécu certains tournants avec un soulagement qui s'apparentait à de la joie.

Ainsi, lors du premier confinement, lorsqu'au sein du Conseil scientifique nous avions fixé l'apogée de la courbe et donc le début du reflux vers le 10 avril. L'inflexion n'est apparue que deux jours plus tard. Deux longs jours de doutes et de peur immenses, et enfin la délivrance. Aussi, au début du mois de décembre 2021 : nous sommes les premiers à indiquer aux autorités l'invasion du variant Omicron – variant que nous ont signalé nos collègues en Afrique du Sud – ; nous pronostiquons une propagation massive infectant quotidiennement plusieurs centaines de milliers de personnes, mais un impact modéré, face auquel le système de soins va pouvoir résister, soutenu par la couverture immunitaire solide d'une grande partie de la population. Ce qui adviendra au jour près. Cette fois, c'est dans l'exactitude des simulations que germait le soulagement.

Cette traversée *ensemble* du doute met en lumière les attributs, déterminants, de la collégialité. Et donc le péril de l'isolement. Arbitrer seul devant un doute constitue un fardeau psychique, mais surtout instille le danger de l'erreur. Le pouvoir s'exerce avec efficacité s'il est partagé, challengé au sein d'un groupe uni.

## L'organisation de l'État est-elle adaptée à la gestion de tels événements ?

*L'État – sa charpente, ses institutions, son modèle démocratique – ne manque pas d'atouts lorsque survient une épreuve aussi inédite que celle du Covid-19. Ils seraient bonifiés si l'inculture scientifique des élites reculait, si l'approche de coconstruction occupait une place à côté de celle, hégémonique, d'injonction, et si le ministère de la Santé était enfin mieux organisé autour d'une vision stratégique et pas seulement opérationnelle.*

### Une élite coupée de la science

De ma collaboration, quotidienne, avec les plus hauts niveaux de décision de l'État, je retiens une immense césure initiale entre eux et la science et la médecine. Les dirigeants politiques français et, plus grave peut-être, la plupart de ceux qui exercent la fonction clé de directeurs de cabinets ou de conseillers sont coupés de la science. Ils composent un aréopage de quelque 300 hauts responsables, qui naviguent d'un ministère à l'autre, se déplacent d'un corps de l'État à l'autre. Tous ou presque sont diplômés de Sciences Po et de l'ENA, ils exercent dans une préfecture qu'ils quittent pour une agence d'État avant de repasser par la Cour des comptes ou le Conseil d'État et d'être nommés à un poste stratégique dédié à la gestion d'une crise aussi éruptive que celle du Covid-19. Tous ou presque ont fermé leurs derniers cours de sciences avant de passer le baccalauréat, ignorent ce que sont un travail de recherche ou une thèse. Or ce sont eux qui dirigent le pays.

Il n'est pas contestable que cette élite de la haute fonction publique est de grande qualité et est intrinsèquement dévouée à la cause publique – probablement plus que dans d'autres pays. D'ailleurs, passé les premiers mois de sidération, elle a appris, s'est remarquablement adaptée et a su réagir – que le chef de l'État se soit personnellement investi dans une appropriation, je peux l'affirmer, spectaculaire du volet scientifique de la pandémie y a certainement contribué. Elle s'est formée, elle a appris par exemple à distinguer courbes géométrique et logarithmique, à comprendre les mécanismes de contamination, à cerner les processus de transmission, etc. Et, sans qu'il soit possible d'établir factuellement une relation de cause à effet, force est de reconnaître que, depuis 2022, la locataire de Matignon est polytechnicienne, et que ses directeurs et directeurs adjoints de cabinet – notamment Aurélien Rousseau, promu ministre de la Santé le 20 juillet 2023 – ont occupé par le passé d'importantes responsabilités comme directeurs d'Agence régionale de santé (ARS).

La crise du Covid-19 a certainement révélé ou réhabilité l'impérieuse nécessité d'inclure des experts scientifiques dans le panorama de l'élite administrative française. Pour autant, le déséquilibre demeure énorme, et son ignorance de la chose scientifique, son inculture de la science constituent une immense lacune, dont la première victime est la science elle-même. Comment espérer que la recherche publique, l'enseignement des sciences, le goût de la science, l'acculturation dès le plus jeune âge prennent racine si ceux qui décident des orientations de la nation sont étrangers à la science ? Faut-il s'étonner que, au classement de la part du PIB que les grandes nations consacrent à la recherche, la France, cinquième puissance mondiale, soit engluée à une place médiocre ? Ce grave problème, la pandémie l'a cristallisé comme rarement auparavant une épreuve sanitaire ne l'avait révélé.

Une telle crise met en lumière le rôle pivot de ces conseillers dans l'organigramme décisionnel des hautes instances. Surtout ceux qui forment la garde rapprochée des occupants de l'Élysée et de Matignon, deux tours de contrôle de la décision publique dépourvues de véritables budgets opérationnels – la plupart d'entre eux sont répartis entre les ministères. Les conseillers qui trustent les plus hauts strapontins exercent un pouvoir névralgique. Lors d'un événement aussi soudain et tentaculaire, leur périmètre d'influence et leur contribution à la décision ultime croissent substantiellement et atteignent un niveau record. Parfois supérieur à ceux d'un ministre. La sidération et la multitude d'urgences à traiter élimant la hiérarchie habituelle, ils deviennent l'interface, la courroie de transmission clé pour « faire passer des messages », aussi bien ascendants que descendants. En premier lieu, pendant la crise, ceux qui escortaient Emmanuel Macron, Édouard Philippe et Jean Castex – dans l'entourage direct desquels ne figurait aucun conseiller médical professeur de médecine. La nature ayant horreur du vide, ils ont créé leurs propres réseaux d'expertise, se sont formés au sujet et ont constitué un filtre déterminant des informations parvenant au chef de l'État ou au Premier ministre.

Leur « part » dans les arbitrages finaux a parfois été significative voire fondamentale. Celle dans la reconnaissance des attributs du Conseil scientifique ne l'est pas moins. La fréquence, parfois pluriquotidienne, et la grande qualité des relations que le Conseil a nouées avec eux – en particulier Anne-Marie Armanteras de Saxcé, Pierre-André Imbert à l'Élysée, Nicolas Revel, Carole Bousquet-Bérard et Marguerite Cazeneuve à Matignon – ont favorisé un tissage fructueux de compétences et un climat de confiance qui ont profité à notre légitimité et à notre efficacité. Signalons aussi les relations étroites et constructives avec le directeur général de l'Assistance publique des Hôpitaux de Paris, Martin Hirsch, qui a tenu parfaitement le « vaisseau amiral », ainsi qu'avec certains directeurs d'ARS – en particulier Aurélien Rousseau. Tous étaient joignables, accessibles vingt-quatre heures sur vingt-quatre, y compris bien sûr les week-ends – j'ai souvenir de discussions passionnées avec Aurélien Rousseau sur la situation en Seine-Saint-Denis lors de la 2e vague. Anne-Marie Armanteras de Saxcé a joué un rôle très particulier à l'Élysée dans cette crise, en permanence elle a fait le lien entre science et pouvoir, car elle avait la totale confiance du président et… la mienne aussi !

### Un ministre de la Santé tout en contrastes mais tenant la barre

La crise du Covid-19 était en gestation, le 16 février 2020 Agnès Buzyn quittait son poste en larmes pour se substituer à Benjamin Griveaux, candidat à la mairie de Paris et brutalement mis hors jeu : les conditions de la prise de fonction d'Olivier Véran au ministère de la Santé étaient piégeuses. Finalement, il a tenu le choc. Avec réussite et l'assurance que dictait le contexte, il a exercé le rôle, extrêmement difficile, d'interface avec les médias et le monde politique ; correctement géré le double dossier, insécable, de l'hydroxychloroquine et de Didier Raoult ; maintenu en action les relations parfois tendues et distantes imposées par l'Élysée et Matignon ; mis en œuvre le volet opérationnel de la stratégie vaccinale. Pour autant, le ministère de la Santé a été un interlocuteur contrasté : dans le « Royaume de France », à la tête duquel l'Élysée s'était approprié tous les pouvoirs, il occupait un rôle à la fois non décisionnel pour la stratégie, mais essentiel pour mettre celle-ci en œuvre sur le terrain, et dans des conditions difficiles.

Tout homme politique est confronté *à*, voire envahi *par* le doute – ce que les circonstances de la crise du Covid-19 ont exacerbé –, or il semble intrinsèque à la fonction de ministre de la Santé qu'il ne peut ou ne souhaite jamais en faire part au public. À diffuser une parole qui jamais ne doutait, Olivier Véran s'est parfois trompé. Ce fut le cas lorsque, au faîte de la pandémie, l'incertitude traversait toute la communauté scientifique. Quand les membres du Conseil scientifique partageaient leurs doutes – sur la faible efficacité des vaccins sur la transmission, ou la possible nécessité de répéter des rappels –, était-il de sa responsabilité d'afficher sa certitude ? Et alors d'affaiblir le crédit public vis-à-vis des vaccins ?

La limite tient à sa nature, ou au moins à l'image qu'il livre de lui-même : une empathie et une humanité qui existent sûrement, mais sont peu visibles. Ce biais a pu entamer la confiance des Français pour certains dispositifs annoncés, il justifiait aussi que la sensible et difficile réforme du système de santé soit confiée à un ministre plus ouvert dans ce domaine.

## Ministère de la Santé : le repenser au profit d'une vision stratégique

Cette réforme du système de santé devrait ou aurait dû – je ne sais quel temps employer – constituer une absolue priorité du chef de l'État. L'épreuve pandémique a mis en lumière l'extraordinaire réponse des soignants, mais aussi les immenses carences du système et aussi les pistes de sa refondation. À commencer par le ministère de la Santé. Est-il adapté aux enjeux contemporains du soin ? Définitivement, non.

La pandémie a projeté sur le devant de la scène publique, médiatique, et donc politique, la détresse du personnel soignant. Lequel, il faut insister encore et encore, a fait preuve à partir du printemps 2020 d'une foi, d'une abnégation, de sacrifices exceptionnels. À bout de bras, il a tenu une organisation des soins chroniquement vacillante depuis plusieurs années et que l'afflux brutal de malades du Covid-19 avait plus encore vulnérabilisée. Bien qu'il ne résolve pas le fond des dysfonctionnements dont le personnel soignant est victime, le Ségur de la Santé a proposé en juillet 2021 des engagements qui amortissent son désarroi : notamment 19 milliards d'euros d'investissements, 8,2 milliards d'euros par an de revalorisation salariale, 15 000 recrutements à l'hôpital public. Les propositions du président de la République en janvier 2023 ont largement complété ce dispositif : la sortie du « tout T2A » (tarification à l'acte), le financement de l'ouverture ou de la réouverture de 4 000 lits « à la demande », la fin du mercenariat de l'intérim médical à l'hôpital public, actés le 3 avril 2023. Mais à quoi ces mesures, essentielles, servent-elles vraiment si l'organisation censée l'instruire et l'arrimer à une perspective n'est elle-même pas réformée ? Le ministère croit-il qu'en créant une nouvelle direction, affectée à la gestion des crises, il va tirer les leçons de celle – conjoncturelle – du Covid-19 et de celle – endémique et tentaculaire – du système de soins ?

Le grand malaise du système de soins et des personnels soignants – et donc des patients – trouve en effet son origine dans l'administration de la santé. Non dans ceux qui la composent, mais dans la « machine » qui les emploie. Durant la crise pandémique, indépendamment de la désorganisation et de l'imperfection des tâches que le système de soins a accomplies, les différents services du ministère de la Santé ont plutôt fait preuve d'une attention et d'un engagement qui doivent être reconnus. De quoi ladite « machine » souffre-t-elle alors ? Fondamentalement, d'un important déficit de vision stratégique.

Dans ce ministère à hauts risques, les fonctions du quotidien et l'ampleur de l'opérationnalité obstruent toute prise de hauteur, de recul, de distance. Le temps est à agir, il n'est jamais à penser. Penser une perspective et un dessein, puis penser les moyens auxquels les agréger. Comment penser quand le temps qui pourrait lui être dédié est réduit à néant ? Chaque ministre est nommé lesté de son nouveau cabinet, de principes fournis par les think tanks ou par son parti politique, et d'une obligation d'assurer au jour le jour le fonctionnement de la « machine ». Du sommet à la base de la pyramide, le désenchantement empoisonne.

Construire une vision stratégique nécessite d'abord une inversion paradigmatique : elle doit être définie par les professionnels de la santé – médicaux et administratifs publics et privés – avec les usagers de santé, puis débattue dans le champ politique. Et non l'inverse, mouvement toujours dominant. Elle doit envisager une répartition subtile et équilibrée des pouvoirs entre hiérarques médicaux et administratifs ; dans chacun des « camps », communément dressés l'un contre l'autre, évoluent le meilleur et le pire des experts. Le choix des profils – y compris sur un plan humain – est déterminant pour qu'à la rivalité des compétences et des pouvoirs se substituent la complémentarité et même la complicité des pouvoirs.

Cette vision stratégique doit procéder à une refonte de l'organisation. Celle-ci est archaïque et ne correspond plus à la nature des enjeux sanitaires ni aux aspirations des salariés. Des enjeux, comme l'a révélé la crise du Covid-19, qui peuvent être d'une soudaineté et d'une ampleur inouïes, et des aspirations managériales davantage propices à la prise de décision et de responsabilité. Son archaïsme est lié à l'extrême verticalité du cheminement décisionnel, éclaté selon de grandes directions (direction générale de la santé, direction générale de l'offre de soins, direction du médico-social, direction juridique, etc.), elles-mêmes morcelées en sous-hiérarchies et chapelles de pouvoirs. Au plus critique de ces trois années de pandémie, à quoi doit-on que les établissements de soins ont réussi l'impensable ? À une adaptation de leur organisation sur le terrain. Des petites « unités Covid » se sont formées, l'administration s'est placée *au service* du médical, la réactivité et la fluidité décisionnelles ont remplacé la sclérose traditionnelle, les responsabilités se sont réparties de manière transversale et horizontale, en fin de compte les équipes ont compensé leur épuisement par une valorisation et un sentiment de fierté inédits.

Puis malheureusement les habitudes ont repris au fur et à mesure que la tension sanitaire diminuait, et ce retour à « la normale » est vécu avec d'autant plus d'incompréhension et d'amertume. C'est cet aplatissement de strates décisionnelles laissant libre cours à l'initiative individuelle, à la transversalité des compétences et aux responsabilités de groupes, qui devrait servir de modèle à la réorganisation générale. Une hiérarchie n'a pas vocation à dicter et à commander, mais à fédérer, à autonomiser, à oxygéner les envies, à révéler les talents, à encourager l'accomplissement du préfixe co- (coélaboration, coopération, coconstruction…) cher au paléoanthropologue Pascal Picq. L'image bien connue du chef d'orchestre et le double principe de décentralisation et de subsidiarité devraient s'imposer. Ce qui permettrait au ministère, ainsi allégé et enfin agile, de se concentrer sur ses attributs régaliens et stratégiques – y compris vis-à-vis de la constellation d'agences, notamment les ARS qui gravitent autour de lui et progressent sans compas –, plutôt que de se dissoudre dans la plus minuscule opérationnalité.

À cette fin, la création d'un Conseil stratégique apparaît déterminante. Pensé pour contrebalancer l'immédiateté des décisions à laquelle tout nouveau ministre est assujetti, il serait composé d'un aréopage de très haut niveau, transdisciplinaire. Son objet : réfléchir sur les moyens à long terme, penser au-delà des agendas politiques, fournir aux ministres successifs des clés de compréhension et de vision certes modulables selon les circonstances et les convictions propres à chacun d'eux, mais qui demeurent une boussole – l'Inspection générale des affaires sociales (IGAS) ne remplit que très partiellement ce rôle.

Comme tous les grands ministères français, celui de la Santé et de la Prévention doit composer avec un troisième pouvoir. Ici, celui des directeurs d'hôpitaux. La valeur de leurs compétences n'est ni à auréoler ni à fustiger – comme dans la corporation des médecins, coexistent le bon et le mauvais, l'excellent et le déplorable. Le problème est qu'ils se sont arrogé le ministère, ils en ont fait un « terrain de jeu » à l'intérieur duquel ils répandent leur pouvoir et compressent celui des autres parties prenantes. Oxygéner le ministère commande d'externaliser une partie des directions. Ce que leurs dépositaires refusent souvent avec force. En témoigne leur détermination à maintenir avenue de Ségur le dispositif PHRC (Programme hospitalier de recherche clinique), qui a vocation à être hébergé dans un institut de recherche – sa qualité, aujourd'hui médiocre, y gagnerait.

La revitalisation du ministère de la Santé nécessite par ailleurs qu'y soit incorporé le recrutement de profils variés, notamment issus du privé. L'endogamie et l'uniformité dominantes vident l'établissement de ressources audacieuses, de créativité, d'initiatives. Cette nouvelle diversité aurait un coût, celui de rémunérations renchéries, mais l'obstacle n'est pas rédhibitoire. Tout comme ne doit pas être chimérique l'objectif de redessiner la relation, extrêmement complexe et pénalisante, qui lie le ministère de la Santé à la Caisse nationale d'assurance-maladie, véritable « État dans l'État ».

Enfin, l'élaboration d'une vision stratégique permettrait de traiter un biais déterminant et souvent négligé : intégrer la contribution citoyenne et dynamiser la démocratie en santé. Des actions en ce sens ont déjà été entreprises, avec succès, par le ministère – par exemple les plans « maladies rares » –, mais trop limitées et insuffisamment visibles, elles ne portent pas de faculté d'entraînement. Et elles se heurtent à une gouvernance générale anachronique, inadaptée aux évolutions de la société. Cette gouvernance, inaltérable depuis une cinquantaine d'années, reste pensée pour l'administration et non pour les patients qui aujourd'hui manifestent des aspirations de citoyenneté et de démocratie stimulantes.

Signifier, fluidifier, penser pour mieux agir : la jeune génération de professionnels administratifs, sensible à l'absolue nécessité de repenser l'architecture générale des soins, constitue une vraie raison d'espérer. Laquelle se heurte toutefois à de véritables raisons d'exprimer l'optimisme avec prudence, voire circonspection. Réformer prend du temps, pendant lequel les résistances agissent, démobilisent, découragent. Or, quatre ministres en six ans depuis 2017 (contre une seule pendant le mandat Hollande), est-ce raisonnable ? Seule une impulsion politique déterminée peut cornaquer un tel projet dans un agenda efficace. À condition, aussi, qu'elle accepte elle-même de se retirer de ses réflexes centralisateurs et laisse aux professionnels du soin, y compris de terrain, la possibilité de repenser l'organisation du soin. C'est-à-dire le soin de la coconstruction.

## Coconstruire, l'occasion manquée

La stratégie déployée par les pouvoirs publics pendant la crise questionne l'exercice de la démocratie en santé. Elle fut, essentiellement, celle de l'injonction et, occasionnellement, celle de l'appropriation. Un meilleur équilibre était-il possible ? C'est une certitude. L'opportunité d'élever la conscience des citoyens n'a pas été exaucée.

Lors des premières semaines, l'immense et brutale incertitude plurielle – scientifique, sanitaire, économique – n'autorisait pas d'autre choix que la méthode verticale et d'injonction. L'urgence décisionnelle se mesurait en jours, parfois en heures, et n'était pas compatible avec d'autres voies démocratiques. L'État était dans son devoir d'appliquer sa responsabilité d'imposer. Des universitaires de sciences humaines sociales exigeaient dès ce moment une inflexion démocratique, mais c'était illusoire. Cela aurait même été dangereux.

En revanche plus tard, dès le déconfinement et au cours de chaque nouvelle étape cruciale, l'enjeu était de conquérir la confiance des Français et qu'ils deviennent acteurs convaincus de la stratégie. Ce vœu, un projet en particulier le soutenait : la création d'un comité citoyen national, évidemment imperméable au Conseil scientifique, que nous voulions rattaché à Matignon en mode interministériel. Ce lieu, qui aurait incarné le modèle de *coconstruction* auquel, selon moi, l'État devait tendre, aurait été consulté pour passer quelques importantes décisions au tamis de représentants de l'opinion publique. Nul doute que son implication aurait éclairé à la fois les décideurs et la population sur la justification d'arbitrages sensibles. Le projet a failli voir le jour ; son abandon est une erreur.

Certes, la vision coélaborative de la politique se heurtait à quelques obstacles factuels, en premier lieu l'invisibilité du « calendrier pandémique » et l'espoir d'une crise de courte durée, alors que la coconstruction emmène dans une temporalité plus étendue – ce qui fut le cas. Mais ils n'étaient pas rédhibitoires. Or, au fur et à mesure que la crise s'est étirée, jamais la stratégie *top down* de l'injonction n'a faibli.

La France n'est pas l'Allemagne. La méthode de coconstruction et le raisonnement du compromis ne sont pas absents, mais ils ne figurent pas dans son ADN. Surtout, ils prennent fréquemment la forme d'un rapport de force, d'une lutte. C'est une évidence dans la gouvernance des entreprises, dans le dialogue social, dans l'organisation territoriale et décentralisée. Et bien sûr dans l'exercice politique, comme l'entretient l'architecture d'une V$^{e}$ République devenue, avec le temps, hyper-présidentialisée. À ce titre, le chef de l'État est probablement davantage enclin à décider qu'à coélaborer. Surtout lorsque l'Assemblée nationale, comme c'était le cas, lui est soumise – aux sens propre et figuré – dans une large majorité.

D'autres pays ont donné l'exemple. Parmi eux le Danemark, empreint culturellement d'une approche collective et solidaire des enjeux sociétaux – et ce dès la naissance, puisque chaque nouveau-né se voit prélever du sang dans le cordon ombilical, placé ensuite dans une banque de données nationales. La Première ministre, Mette Frederiksen, n'a eu de cesse tout au long de la crise de désamorcer, d'anticiper, d'expliciter avec pédagogie, transparence et humilité, avec aussi la prudence et le doute que dictaient les circonstances, ce qui était élaboré avec les différentes structures représentatives de la démocratie et donc de la population. J'insiste : le doute. Elle avait admis que la population était mûre pour accepter que le doute soit, dans ces circonstances exceptionnelles, partagé par tous, qu'il soit même une « matière honnête » liant population et autorités, qu'il cimente bien davantage qu'il ne fissure la confiance. Contrairement aux décideurs politiques français, que la conception individualiste et verticale de la décision a souvent entraînés dans un relatif déficit d'explications publiques et de pédagogie, lui-même à l'origine des contestations de la population à l'occasion de certains arbitrages affectant les libertés.

Ce qu'une nation de moins de 6 millions d'habitants peut initier n'est pas mécaniquement applicable dans un pays onze fois plus peuplé, mais cela peut être source d'inspiration. Ainsi, des regrets que je nourris de l'épreuve pandémique, celui de n'avoir pas convaincu les autorités d'« embarquer » la société civile dans le processus décisionnel est l'un des principaux. Car en miroir des acteurs politiques et scientifiques, celle-ci constitue le troisième angle fort du triangle décisionnel de la démocratie participative. Nous disposions des leviers institutionnels, je disposais de l'expérience acquise dans la lutte contre le VIH à la contribution de laquelle le monde associatif s'était révélé décisif, je disposais du soutien des membres du Conseil scientifique ; ce dont j'ai disposé n'a pas suffi à persuader les autorités de l'État. Même si des conseils mixtes citoyens-scientifiques se sont mis en place dans plusieurs grandes métropoles (Grenoble, Lyon, Strasbourg, Bordeaux, etc.), la démocratie a raté une opportunité de progresser. Ce fut d'ailleurs le cas dans la plupart des démocraties européennes.

# Le questionnement éthique sorti grandi (souvent), en échec (parfois), stimulé (toujours)

*Les sujets éthiques révélés par la crise pandémique sont légion. Certains suggèrent des réponses, d'autres non. Certains sont consignés au périmètre et au temps de l'épreuve, la plupart les dépassent. Mais tous soulèvent un même conflit : comment articuler l'exigence – légale et légitime – de liberté individuelle et celle – aussi fondamentale – de l'intérêt commun, sur lesquelles se fonde la grandeur d'une société ? Tous, aussi, sollicitent un même débat, inachevé et, semble-t-il, volcanique : comment inoculer de l'équité dans la doctrine, inébranlable, de l'égalité.*

## Assumer ma double « casquette »

L'appréhension éthique de la crise pandémique est survenue dès la création du Conseil scientifique, me visant personnellement au vu de mes responsabilités :

était-il judicieux que sa direction soit confiée au président du Comité consultatif national d'éthique (CCNE) ? D'aucuns ont relevé là une ambiguïté, et même des critiques – qui n'étaient pas illégitimes ou infondées – synthétisées par une question : pourrai(s)-je aborder en toute liberté les questions éthiques suscitées par la pandémie ? J'ai été désigné, me semble-t-il, en raison non de ma qualité au CCNE, mais de mon expérience de scientifique et de gestionnaire de crises sanitaires. Ma responsabilité à la tête du Comité était *a priori* étrangère à ma nomination, mais jusqu'en septembre 2020 je me suis tout de même mis en retrait afin de ne pas créer de confusion.

Le CCNE, souvent saisi par le ministère de la Santé et jusqu'aux débats sur le vaccin, a produit de nombreuses recommandations (voir *Questions d'éthique au temps du Covid-19, avis du CCNE et du CNPEN*, La Documentation française, juin 2023). Le Conseil scientifique lui-même ainsi que le Comité national pilote d'éthique du numérique (CNPEN) ont sollicité le CCNE à plusieurs reprises, et dans certaines circonstances des tensions sont apparues entre les deux structures. La plupart d'entre elles étaient liées à la temporalité différente des avis attendus (par le Conseil scientifique) et délivrés (par le CCNE) : l'urgence des premiers se heurtait à la lenteur des seconds – or le temps long est l'une des conditions de la qualité des travaux produits au sein du CCNE. Lequel, notamment face au nombre de saisines exercées par les autorités, a pu se sentir instrumentalisé à certains moments.

Je préfère estimer que ma sensibilité et mon expertise autour des enjeux éthiques et d'humanité développés au sein du CCNE ont permis au Conseil scientifique d'appréhender les problématiques d'un point de vue *aussi* éthique. Elles ont contribué à étendre ses interventions au-delà des seules sciences dures et à les imprégner d'une préoccupation plus large – notamment dans des domaines de nature sociétale – qui s'est révélée permanente en amont de ses arbitrages et de ses recommandations. Cela en veillant à ne pas outrepasser ses prérogatives et à ne pas court-circuiter celles du CCNE – d'ailleurs, et paradoxalement, de cette stricte discipline ont surgi des reproches quant à une implication éthique jugée parfois insuffisante du Conseil scientifique. Ce qui est certain, c'est que le nombre et l'acuité de ces sujets éthiques ont été immenses.

Et le CCNE lui-même en retire un bienfait. Tout comité éthique est exposé au risque d'être hors-sol, d'être éloigné des réalités, des altérités souvent subtiles d'une société en perpétuel mouvement. Le double particularisme inhérent à la qualité de ses expertises – travailler dans le temps long et loin des rapports de force politiques – peut devenir un confort embarrassant et affaiblir l'impact de ses avis. Les circonstances exceptionnelles de la crise pandémique ont bousculé les pratiques du CCNE dans le sens d'une réactivité inédite qui a concrètement pesé sur les décisions politiques. Chacune des deux instances a profité des pratiques d'intelligence collective respectives.

**Un état d'urgence nécessaire**

Une question s'est invitée régulièrement lors des arbitrages du chef de l'État : chemine-t-il toujours avec rigueur sur l'étroite ligne de crête qui sépare les deux enjeux de la liberté individuelle et de la solidarité ? Ou bien exploite-t-il le devoir citoyen – et potentiellement culpabilisateur – de solidarité pour justifier la contraction de nos libertés individuelles ? En d'autres termes, la démocratie a-t-elle pâti de l'épreuve pandémique, et, si oui, momentanément ou durablement ? L'analyse de la forme et celle du fond suscitent une observation contrastée, qui doit tenir compte également de la longue temporalité de la crise sur trente mois.

La mise en place de l'état d'urgence sanitaire a conféré à l'Élysée et à Matignon le droit de gouverner les mains totalement libres. Le Conseil de défense ne rendait pas compte au Parlement, et celui-ci était informé seulement par les ministres. Ce fonctionnement a provoqué une forte gêne au sein du Conseil scientifique. Laquelle s'aggravait lorsque nous devions nous prononcer sur la prolongation de l'état d'urgence : notre existence lui était subordonnée, or donc nous devions émettre une recommandation sur sa poursuite… N'étions-nous pas exposés à un conflit de loyauté ?

Avec le recul, j'estime que la pleine maîtrise des décisions prises par l'Élysée et Matignon et déléguées aux préfets et aux directeurs d'ARS, ce cadre législatif octroyant l'application d'une méthode de type presque militaire – rapide, directe, réactive –, a contribué au succès final de la stratégie de lutte. Que soit mise en œuvre une décision « dure », qui restreint la liberté individuelle au nom d'une situation sanitaire exceptionnelle, est, à mes yeux, parfois nécessaire. Elle se justifie, dès lors qu'elle n'attente pas aux fondements des libertés, qu'elle est expliquée, proportionnée et limitée dans le temps.

Cette loi, fallait-il la suspendre plus tôt – la fin de l'état d'urgence sanitaire et du régime de sortie de crise est intervenue le 30 juillet 2022, actant concomitamment celle du Conseil scientifique ? C'est possible. En octobre 2021, alors que la France atteignait une couverture vaccinale importante, nous avions d'ailleurs évoqué cette suspension dans un avis. Sauf que l'arrivée brutale et inattendue du variant Omicron a bouleversé la donne, et il faut reconnaître que traverser l'hiver sans l'état d'urgence aurait considérablement compliqué la situation sanitaire. Plus tard, en janvier 2022, c'est dans la tension que nous avons rendu un avis soutenant une nouvelle prolongation ; nous estimions que ce n'était plus de notre ressort, mais qui d'autre que nous était habilité à se prononcer ? Les débats furent vifs, et nous avons arbitré sans conviction au nom du scrutin présidentiel d'avril qui devait, il est vrai, se dérouler sans accroc.

Le temps politique et le temps sanitaire sont anachroniques. Leurs injonctions s'entrechoquent en permanence. La crise du Covid-19 en a été la démonstration. Pas moins de trois élections l'ont traversée. La démocratie intrinsèquement affaiblie le temps de l'état d'urgence et des mesures de restriction des libertés, il n'était pas tolérable qu'elle soit davantage en souffrance ; il était donc essentiel que ces moments clés se tiennent, et dans les conditions les moins pénalisantes possibles.

Une France solidaire dans sa majorité qui se soumet aux confinements, aux vaccins, au pass sanitaire, et une France égoïste qui discrédite les confinements, refuse le vaccin, assimile le pass vaccinal à une mesure liberticide : très souvent est apparue cette France duale, scindée. Qui, là aussi, illustre l'opposition d'une vision individuelle et d'une vision collective de la place que nous occupons dans la société.

Ce qu'ont montré les études sociologiques consacrées aux profils et aux motivations des « antivax » constitue autant une surprise qu'une inquiétude. Elles ont radiographié une population très disparate, loin du cliché auquel on pouvait s'attendre. Une partie substantielle relève de catégories socioprofessionnelles éduquées, qui exercent des métiers ou des responsabilités élevées, *a priori* donc peu suspectes de mettre en doute la véracité scientifique. Ce constat propose des enseignements qui dépassent la relation au vaccin, et qui sont « un » élément de la grille d'évaluation de la société française dans sa double relation à la science et au pouvoir politique. Une relation désormais bien davantage de méfiance, chez certains même de défiance, que de confiance.

Presque chaque avis du Conseil scientifique a pu faire l'objet de critiques, parfois vives. Bien sûr, aucune de ses recommandations ne fut idéale, parfaite, nous avons tâtonné, hésité, parfois reculé ; mais nous avons pensé toutes nos recommandations avec l'exigence d'une juste proportionnalité à l'égard des libertés individuelles. Cette règle a permis sinon de renforcer, du moins de ne pas fragiliser l'architecture démocratique du pays. Comparativement aux résultats des stratégies déployées dans les régimes autocrates ou dans des pays occidentaux comme les États-Unis, celle que revendique la France – « Vivre avec le virus » – fait plutôt honneur à sa démocratie.

### Obligation vaccinale ou pass sanitaire : le choix de la raison

L'autonomie, c'est-à-dire la liberté de décider dans son intérêt, et la solidarité, c'est-à-dire le choix de contrarier son intérêt personnel au nom d'un intérêt général supérieur, contiennent, toutes deux, une grande valeur éthique. La solidarité est bien sûr une valeur fondamentale, mais l'autonomie – mise en avant ces dernières années par le CCNE dans nombre de débats difficiles, notamment celui de la procréation médicalement assistée – ne l'est pas moins. L'une n'est pas plus cardinale que l'autre, aucune des deux ne domine l'autre, et le vœu éthique est de les fondre plutôt que de les opposer. Or la crise pandémique a creusé l'abîme.

Maintenir un équilibre acceptable, raisonnable, entre droit des libertés individuelles et devoir, celui de penser collectivement pour vaincre la pandémie : c'est l'équation, extrêmement délicate, qui, en permanence, a dicté les débats puis les avis du Conseil scientifique. Et cela qu'il s'agisse des décisions politiques de confinement ou des arbitrages des campagnes de vaccination. Dès lors que la restriction de ce droit était limitée et proportionnée, il nous est apparu naturel que l'application du devoir prenne, momentanément, le dessus. Voilà pour le message politique. Le volet éthique, lui, lié aux stratégies de confinement, à l'obligation vaccinale ou au périmètre du pass vaccinal, a bien sûr nourri d'importants et sensibles débats au sein du Conseil scientifique.

Leur âpreté a oscillé dans le temps et a varié selon les objectifs que nous assignions aux mesures. Ceux-ci étaient invariables : concomitamment et indivisiblement, protéger les plus vulnérables et limiter la mortalité ; contenir la transmission, maîtriser le retentissement sur le système de soins. Des desseins *a priori* compatibles, en réalité parfois dissonants, d'autant plus qu'ils apparaissaient prioritaires dans des temporalités distinctes. Limiter la mortalité des plus fragiles et maîtriser le retentissement sur le système de soins sont des objectifs naturellement corrélés, puisqu'il s'agit de protéger les populations les plus vulnérables et donc de leur éviter de contracter une forme grave synonyme d'hospitalisation. À cette fin, l'hypothèse de cibler ce public de manière particulière et coercitive afin d'affranchir le reste de la population a été posée.

Le moment le plus critique se tint au début de l'automne 2020. Les vaccins n'étaient pas encore disponibles et les préparatifs d'un deuxième confinement s'affinaient avec lenteur. Ma position personnelle était logique sur le plan sanitaire : circonscrire le dispositif aux personnes âgées et fragiles. Elle s'est alors heurtée à une réaction enflammée, exprimée autant par le public ciblé que par une intelligentsia extrêmement critique. Celle-ci hurlait à l'« injustice » et aux contraintes « liberticides », alors que de mon côté j'étais davantage concentré sur la situation, critique, que subissaient les populations vulnérables de Seine-Saint-Denis ou des territoires ultramarins.

Les options qu'offraient les propriétés du virus donnèrent lieu à des interprétations discordantes, qui scindèrent le Conseil scientifique. En jeu : l'impact des mesures de restriction sur la circulation du virus et donc sur la transmission auprès des populations fragiles qui pesaient fortement sur le système de soins. Certains plaçaient la priorité sur le blocage de cette circulation du virus et des variants indépendamment des publics cibles ; d'autres la positionnaient sur la protection des populations fragiles – et donc du système de soins –, la circulation du virus devenant une préoccupation secondaire. Et l'arrivée des vaccins n'a pas fondamentalement changé la donne ; en effet, six mois ont été nécessaires, de janvier à juillet 2021, pour apprendre que leurs effets étaient majeurs sur la non-survenue de formes graves, mais étaient faibles sur la transmission du virus. C'est donc seulement à ce moment que le débat s'est refermé, mettant fin aux dissensions au sein du Conseil scientifique, et que l'option de la vaccination massive s'est imposée d'elle-même.

L'apparition des vaccins a fait souffler une vague supplémentaire de tensions. Obligation vaccinale ou non ? Très vite, les membres du Conseil scientifique se sont accordés sur la grande difficulté d'une telle option. Le contexte sociétal, si affecté depuis le début de la crise pandémique, ne s'y prêtait pas. Au cœur de l'interrogation, comment convaincre la jeunesse de se vacciner tout en considérant la légitimité de son libre arbitre, de son autonomie motivée par les faibles dangers qu'elle encourait ? Comment d'ailleurs ne pas comprendre sa résistance ? Là encore, l'articulation de l'enjeu collectif et de l'intérêt individuel était exposée à une vive tension. Surtout, nos recommandations étaient fondées sur les données préliminaires indiquant alors l'efficacité des vaccins contre la transmission. Et le contexte était alourdi par les doutes questionnant leur efficience sur les nouveaux variants possiblement propices aux échappements immunitaires. Donc nous étions favorables à « contraindre en douceur » ou à « inviter fermement » cette jeunesse à passer à l'acte afin de freiner la circulation du virus. Ainsi, pensions-nous bloquer cette dernière à l'égard des populations fragiles encore rétives avec lesquelles la génération des vingt-cinquante ans était en contact – c'est plus tard que sont apparues les questions, de plus en plus justifiées, sur les supposées propriétés limitées des vaccins à la transmission. L'option du pass sanitaire, que nous avons partagée avec les autorités, s'est alors imposée en juillet 2021.

Quant au personnel soignant, la polémique fit rage. Quelle est la liberté d'un(e) médecin, d'un infirmier ou d'une infirmière, d'un(e) aide-soignant(e) au contact de malades de ne pas se protéger contre le virus ? L'enjeu des patients doit-il dicter au soignant de s'imposer une mesure à laquelle, intimement, il ne souscrit pas ? Le Comité consultatif national d'éthique avait été interpellé. Il avait recommandé d'essayer d'éviter l'obligation vaccinale. Le ministère de la Santé, en charge d'arbitrer, s'était tenu pendant longtemps à une attitude d'explication, d'attente – les détracteurs diront de fuite. La situation n'était pas tenable. La couverture vaccinale du public soignant était insuffisante et faisait courir de graves risques aux malades hospitalisés, en particulier les populations fragiles immunodéprimées répondant mal au vaccin, et plus généralement les patients exposés aux infections nosocomiales. Il s'agissait aussi de protéger les soignants contre la surfréquence de l'atteinte, inévitable lorsque, comme eux, on multiplie les expositions au virus. La logique d'obligation vaccinale s'est imposée d'elle-même, elle relevait du bon sens. Tant pis pour ceux qui ont fait le choix de s'y soustraire. Ils en avaient le droit. Mais ils n'avaient pas celui de devenir une menace pour les malades.

# L'épreuve a fait vivre de grands sujets éthiques

*Uniformité des mesures, personnes âgées en EHPAD, triage, reports, funérailles tronquées, Covid long, psychisme des jeunes, école…*

Comment la mise en avant d'une vision collective (ne) peut-elle (pas), (ne) doit-elle (pas) pénaliser les libertés individuelles ? Comment penser et délimiter l'articulation des libertés personnelles avec l'enjeu d'un sauvetage collectif ? Cette interrogation était omniprésente dans la plupart de nos interrogations, elle cristallise la plupart des débats éthiques qui ont traversé le Conseil scientifique et toute la société. Au centre de ce questionnement domine le périmètre d'autonomie individuelle – qui est fréquemment une source de tension au sein du Comité consultatif national d'éthique (CCNE), qu'il s'agisse du Covid-19, des conditions particulières de procréation, ou de la fin de vie. Il est probable que l'épreuve du Covid-19 a fait progresser les consciences des professionnels et celles des citoyens vers une considération davantage collective de ces enjeux, mais aussi vers un approfondissement du sujet individuel – son autonomie, sa liberté.

L'examen de la pandémie a mis en lumière un prisme à double entrée : le virus a infecté l'ensemble de la population mais l'a frappée de manière inégale – selon plusieurs critères : génétiques, générationnels, sociaux, culturels, géographiques, et de vulnérabilité sociétale et économique. Qu'il s'agisse de réceptivité ou surtout de fréquence de survenue de forme grave, les problématiques diffèrent d'un cas à l'autre. Ainsi, faut-il appliquer une décision uniformément à l'ensemble de la population ou peut-on réfléchir à l'ajuster à certains groupes sociaux en fonction de leur vulnérabilité ? Doit-on imposer une unique contrainte à toute la géographie nationale – ou tout au moins métropolitaine, les départements d'outre-mer connaissant des spécificités –, ou peut-on chercher à l'adapter en fonction des niveaux d'incidence, très variables selon les périodes, observés entre les territoires ? Les mesures de confinement furent d'ailleurs inégalement acceptées, qu'on réside au Pays basque ou dans les Hauts-de-France, dans un hameau du Cantal ou dans la première couronne parisienne. Chaque fois, le Conseil scientifique a cherché les voies de ces adaptations ciblées – par exemple confiner une région avant une autre –, chaque fois, il s'est heurté à un mur, chaque fois, ses explorations furent un échec. De quoi prendre un peu plus encore la mesure des contraintes constitutionnelles, mais aussi du tropisme centralisateur, jacobin, exclusivement national qui demeure hégémonique par rapport à une vision ouverte aux territoires. La pandémie a consolidé plutôt qu'infléchi l'extrême difficulté à faire évoluer cette doctrine. Quel dommage !

Très tôt, dès le début du mois de mars 2020, nous étions informés que les formes graves ciblaient très majoritairement les populations âgées et fragiles, et épargnaient les plus jeunes. Si les enfants s'étaient retrouvés également menacés, tout aurait été différent : la peur au sein de la population, la nature des restrictions, l'envergure des mesures de protection. Ce n'est pas rationnel d'un point de vue éthique, mais c'est compréhensible : le décès d'un enfant et celui d'un octogénaire ne sont pas appréciés de la même manière.

Adapter les dispositifs selon les populations n'a jamais été envisagé. Dès le premier confinement, les règles étaient identiques pour « tous » alors que nous savions que « tous » n'étaient pas exposés dans les mêmes proportions aux formes graves. Mais avions-nous d'autres choix ? Combien de voix se sont élevées lorsque le Conseil scientifique étudiait la possibilité d'atténuer les mesures de restriction sur les jeunes – qui transmettaient mais étaient épargnés des formes graves – et de renforcer celles dédiées aux plus fragiles ! Le débat était volcanique. Il divisait au sein du Conseil, certains jugeant que l'imprégnation naturelle entre les générations menaçait gravement les aînés. J'étais personnellement favorable à une politique à plusieurs vitesses, corrigible selon l'évolution de la situation sanitaire. Mais les oppositions, louables, étaient déterminées.

La disparité des situations interroge l'articulation de deux gestions : celle de crise et celle du risque. Laquelle signifie que le risque n'est pas égal au sein de la population et peut justifier des ripostes adaptées, c'est-à-dire différenciantes. Une logique extrêmement difficile à mettre en œuvre, car elle sollicite des arbitrages institutionnels et surtout politiques délicats. La pandémie a montré combien la singularisation (selon des critères géographiques, d'âge, de vulnérabilité) des mesures provoquait de vives réactions. Pourtant, apprendre à décentrer les mesures de leur immuable uniformité et à les nuancer selon les rapports bénéfices/risques serait utile. Il est peu probable que la classe politique engage une réflexion et une sensibilisation pédagogique dans ce sens.

Cette inégalité des situations questionne jusqu'à l'organisation de la recherche. La réponse ne se situe pas dans l'unique recherche hospitalière, mais dans une offre plurielle. La réponse sanitaire mais aussi la recherche clinique et translationnelle ne peuvent pas être standardisées, elles ne peuvent pas être confinées aux seuls CHU. Dès lors, il s'agit de mobiliser en dehors de l'hôpital, notamment les acteurs extra-hospitaliers comme le réseau des médecins de ville.

Or, comment les impliquer dans la recherche quand le temps manque pour soigner, faute de ressources humaines ? La problématique est holistique et exige une réforme en profondeur du système de soins et de la santé publique – *via* notamment l'augmentation du nombre de professionnels dans les territoires.

### Personnes âgées des EHPAD

La double stratégie de confinement et de déconfinement mise en œuvre dans les EHPAD a soulevé d'importantes questions. Il est incontestable que cette stratégie très stricte d'isolement était... justifiée en mars 2020, et plus largement jusqu'à l'arrivée des vaccins. Sans elle, les modélisations prophétisaient une hécatombe d'une ampleur massive. Sur les tout premiers mois, la France a enregistré 28 000 morts ; les projections antérieures au 17 mars pronostiquaient à terme, selon un scénario intermédiaire, de 200 000 à 300 000 victimes et une explosion du système de santé. Qui aurait accepté un tel drame ? Qui était prêt à payer un tel prix humain en contrepartie du renoncement au confinement puis aux mesures de restriction ?

Les paliers du déconfinement ont, eux, donné lieu à de bien plus difficiles débats, à la lecture de l'hétérogénéité des comportements émanant à la fois des instances administratives, des médecins affectés aux établissements et des familles. Vision très restrictive ou plus souple des mesures ; hiérarchie des priorités entre sauver le corps et préserver le moral, le psychisme durement atteints par l'isolement ; engagement tour à tour solidaire ou réfractaire des familles, meurtries par le dépérissement affectif de leurs aïeux, etc., la restriction des libertés pour les populations les plus âgées a été, sans conteste, l'un des sujets les plus douloureux. Nous avons opté pour la persistance d'un cadre « dur » dans les mois qui ont suivi la fin du confinement. « Dur » mais suffisamment flou pour laisser aux directeurs d'établissement une certaine latitude – et pour innover grâce aux visios.

Objectivement je continue, trois ans plus tard, de m'interroger sur le bien-fondé éthique d'une telle rectitude. Certes, nous ne disposions d'aucun recul, et nos recommandations poursuivaient le louable dessein, concomitant, de préserver la vie des plus vulnérables et d'atténuer la tension dans les services de soins. Mais des deux enjeux, bien sûr imbriqués, de la santé et de l'humanité, avons-nous eu « raison » de donner la priorité extrême au premier ? Et qu'est-ce que la santé si ce n'est « vivre dans de bonnes conditions » et donc placer les volets physique et psychique sur un plan égal ? Je comprends pleinement que les maris, femmes, enfants d'aînés qui, dans la solitude, ont fini leur vie puis ont été inhumés, avec une famille, des amis, mis un peu à l'écart, soient en colère. La désespérance dans laquelle personnes âgées et familles se sont retrouvées continue de m'émouvoir. Peut-être aussi parce que je suis moi-même de cette génération. Au sein du Conseil scientifique, nous avons agi du mieux que nous pouvions, et les nombreux échanges croisés avec le CCNE se sont révélés précieux pour que nos recommandations, évidemment très sensibles, s'ajustent à la situation – laquelle dictait de protéger aussi les autres personnes âgées.

Le chef de l'État a adopté une attitude qui honore la France : protéger les populations les plus fragiles et les plus âgées, celles donc qui sont les moins productives, les moins utiles au fonctionnement de l'économie, celles aussi – les aînés – comptant parmi les plus épargnées des séismes de l'emploi, du pouvoir d'achat, du statut social. Ce choix éthique fort, d'autres pays s'en sont éloignés. Notamment la Grande-Bretagne – avant de corriger sa stratégie face au déferlement de décès. Ou la Suède, qui, culturellement, entretient avec les plus âgés une relation davantage distante que celle prévalant dans les pays latins. Enfin la Chine, comme de coutume, a relégué l'éthique au dernier plan.

## Triage des patients

Des périodes de grande tension ont questionné l'exercice du triage des patients. À cette occasion, l'interface entre le CCNE et le Conseil scientifique a pleinement fonctionné et permis des arbitrages exigeants. Cette tension a été particulièrement aiguë à trois moments et dans trois territoires en particulier : en mars 2020 dans l'est de la France, un an plus tard de manière plus diffuse dans l'Hexagone et en particulier dans le Sud, et en août 2021 en Martinique et davantage encore en Guadeloupe. La pression sur les services de réanimation était immense et contraignait à hiérarchiser les priorités. Elle était immense mais inégale selon la géographie ; ainsi les habitants des régions les plus épargnées – l'Ouest, le Sud-Ouest, certaines campagnes, même la région lyonnaise au printemps 2020 – pouvaient s'offusquer d'être « traités » comme les autres.

Au début, devant la submersion de cas dramatiques victimes d'un mal inédit au pronostic mal connu – et affectant des personnes plus jeunes, porteuses de facteurs de comorbidité comme le diabète et l'obésité –, les réanimateurs ont tâtonné. Ils ont dû apprendre « sur le tas » la manière d'appréhender ce nouveau syndrome de détresse respiratoire aiguë, lié à l'expression d'infimes produits inflammatoires dits « orage de cytokines » auxquels, pour des raisons génétiques, les personnes ne sont pas exposées dans les mêmes proportions. Plusieurs semaines ont été nécessaires pour montrer l'intérêt des corticoïdes à forte dose ou de traitements plus spécifiques (inhibiteur de cytokines). Au départ, les patients étaient très vite intubés et ventilés, puis les spécialistes ont jugé au contraire qu'il fallait retarder le recours à la ventilation assistée au profit d'une oxygénation massive. Dans ce contexte empirique et éruptif, la question du triage fut posée.

Oui, une forme de triage a été effectuée dans certaines circonstances. Ce fut probablement le cas en Alsace, à Colmar ou à Mulhouse, lorsque la pandémie prit des allures explosives début mars après un rassemblement évangéliste qui s'était tenu la troisième semaine de février 2020. Plus encore, la configuration très spécifique qui frappa les Antilles à partir de 2021 n'offrit pas d'autre choix. Mais ce n'est pas inédit. Indépendamment du nombre de lits disponibles, urgentistes et réanimateurs sont de tout temps exposés à cette éprouvante situation. Notamment lorsque les facteurs de risque sont trop conséquents et que le rapport bénéfices/risques ne semble pas favorable au patient. Un triage basé sur le risque individuel fait donc partie du métier habituel des réanimateurs. En l'occurrence, la méconnaissance initiale de la maladie a au contraire, me semble-t-il, élevé l'exigence de ne pas recourir au triage. Les soignants ont « poussé les murs » pour ne refuser personne, le déblocage de nouveaux lits de réanimation a été immédiat – les disponibilités sont passées de 6 000 à 10 800 lits –, des transferts vers des établissements sans tension ont sauvé des vies.

La recommandation édictée par le CCNE est une évidence : le triage n'est pas acceptable sur le plan éthique. Et la lecture éthique de l'obligation de trier ne peut jamais être satisfaisante. En revanche, des conditions médicales et sanitaires peuvent justifier que l'on sélectionne ou donne la priorité à des patients dont le pronostic, à moyens disponibles équivalents, est plus favorable.

Sous-jacents à ce constat sont posés d'autres questionnements éthiques. Ces moyens disponibles en lits de soins intensifs, est-il « normal » qu'une démocratie comme la France ne se montre pas capable de les assurer pour tous, partout et tout le temps ? Le ratio pour 100 000 habitants est sensiblement plus élevé en Allemagne, et plus encore aux États-Unis. Aussi, est-il « normal » que le nombre de lits en soins intensifs ne soit pas suffisant pour faire face à une pandémie ? Mais *a contrario*, serait-il tout autant « normal » de consacrer d'importantes dépenses à la multiplication de ces lits, inutiles hors situation critique exceptionnelle – par nature imprévisible, surtout dans un contexte de pénurie de soignants ? L'ajustement des moyens doit répondre à une équation, qui additionne deux composants, économique et éthique, en grande tension. Augmenter, en prévention, la capacité des lits de réanimation est onéreux, fortement consommateur en personnel ; cela devient relativement dispendieux si aucune crise ne survient, et relativement bénéfique dans le cas contraire. De façon plus générale, la répartition des lits de réanimation et de soins intensifs fait l'objet d'une inégalité géographique qui peut être améliorée.

**Reports (déprogrammations d'interventions, dépistages et prises en charge décalés)**

Le faible impact en France de la pandémie sur l'espérance de vie – recul de « seulement » trois mois – témoigne de l'efficacité de la stratégie globale déployée pendant la crise. Il est aussi le marqueur d'un système de soins qui a été préservé pour assurer le traitement des autres maladies – même si nombre d'interventions non vitales ont fait l'objet de déprogrammations. En revanche, actuellement il ne peut pas intégrer les manifestations d'un effet collatéral lourd : le report des diagnostics, des dépistages, des prises en charge de nouvelles pathologies, autant de décalages dont les conséquences ne seront pas visibles avant plusieurs années. Les oncologues disposent de données suffisamment précises pour affirmer que les pathologies les plus graves ont été correctement traitées. Mais pour le reste, un grand point d'interrogation domine. Qui, d'un point de vue éthique, est sensible : il questionne la pertinence des priorités sanitaires, qui pendant plus de deux ans se sont focalisées sur la gestion du Covid-19 au détriment d'autres pathologies. Autorités politiques, scientifiques, experts : en avons-nous « trop fait », au risque de provoquer d'autres situations complexes, voire désespérées ?

## Enterrements

Face à quelques circonstances dramatiques, le Conseil scientifique dans sa globalité et son président à titre personnel ont été démunis, sans armes. Tout sujet éthique n'a pas forcément de réponse ou de parade. Tout juste peut-on compatir et émettre de vagues pistes. Ce fut le cas des enterrements – quelle que soit l'origine de la mort –, à partir du début du confinement. Des corps brutalement soustraits aux caresses et aux pleurs de leur famille ; des funérailles en catimini ; des paroisses, des mosquées ou des synagogues ne pouvant accueillir que quelques proches lors des obsèques… Quelles cruelles restrictions, auxquelles, au nom de la santé de tous, nous ne pouvions opposer aucune alternative.

Certes, le CCNE avait exprimé un avis sur les conditions de l'embaumement afin de fluidifier un peu l'organisation du cérémonial. Certes, l'une des membres du Conseil scientifique, l'anthropologue Laëtitia Atlani-Duault, s'était mise en relation dès le mois de mars 2020 avec l'ensemble des instances religieuses. Certes, une réunion spécifique s'était tenue à l'Élysée. Certes, ma sensibilité et mon expérience à la tête du CCNE teintaient mon pilotage du Conseil scientifique d'une attention, d'une préoccupation éthiques singulières. Mais que pouvaient ces quelques arguments face à la dévastation affective, émotionnelle qui frappait le déroulement des offices religieux ou civils ?

## Le Covid long

La variété des définitions du Covid long perturbe une évaluation précise du nombre de patients atteints. Toutefois, s’il est admis pour critère la persistance de manifestations diverses – par exemple persistance d’une fatigue générale, de douleurs musculaires, de syndromes dépressifs – plus de six mois après la contraction du virus, on peut estimer que 15 % à 20 % de la population en est victime – avec le virus initial, 5 % de symptômes persistent après deux ans. Les cas de « Covid long » sont apparus dès la première vague, puis leur fréquence a ralenti au fil du temps. La « prise de pouvoir » du variant Omicron, moins pathogène et survenu au moment où la population dans sa grande majorité était immunisée (à la fois vaccinée et déjà contaminée), marque la fin des survenues de ces cas. Ces troubles post-infection très hétérogènes et imprévisibles ne sont pas inédits. Des personnes victimes puis guéries du chikungunya ou de la maladie de Lyme présentent des symptômes assez comparables.

Ces patients « Covid long » n’ont pas pu bénéficier d’une considération et d’une prise en charge suffisamment rapides, y compris par les médecins. Le caractère chronique, peu visible et insuffisamment étayé de leur pathologie a compromis ce qui pourtant était essentiel pour eux, intimement et à l’égard de leur environnement affectif ou professionnel : la reconnaissance de leur maladie. En réponse à ce manquement se sont constituées des associations, qui ont ferraillé avec les communautés scientifique et médicale sur les critères de définition précis et même sur les bases scientifiques d'évaluation. La tension reste très vive entre les parties prenantes, d'autant plus que des zones d'ombre, de mystère, d'incompréhension demeurent sur le processus de fabrication d'un Covid long. L'acuité des tensions s'est calquée sur l'ampleur des actions de lobbying que ces associations ont entreprises. Mais peut-on les désavouer ?

Sans les associations, la cause de ces situations minoritaires est presque toujours reléguée au deuxième plan. Les patients immunodéprimés, transplantés, dialysés, insuffisants rénaux ont particulièrement souffert, pendant la crise pandémique, d'une vulnérabilité aiguë, mais aussi d'une considération et d'une prise en charge insuffisantes. La réaction violente de l'association Renaloo a sorti ce public du silence et de l'indifférence dans lesquels il était enfermé. Elle s'est dressée avec virulence contre les autorités de santé et la communauté médicale, déplorant qu'elles recourent trop peu aux antiviraux (anticorps monoclonaux ou Paxlovid par manque non de médicaments mais de prescriptions) et que les campagnes de rappel vaccinal ne soient pas assez rigoureuses. À leur manière, les associations ont contribué utilement à faire reconnaître et considérer le désarroi dans lequel les malades singuliers étaient plongés. Et à propulser dans le débat public une interrogation importante : comment l'État doit-il arbitrer lorsque des recommandations médicales, à même de soulager des populations particulièrement en souffrance et éloignées des standards de soin, ne font pas l'unanimité au sein de la communauté scientifique ? Interpeller, bousculer, stimuler même durement les autorités médicales et politiques : les associations sont pleinement dans leur mission. Comme en leur temps s'étaient, parfois violemment mais si précieusement, comportés les collectifs de lutte contre le SIDA – en particulier Act Up.

### Santé mentale des jeunes

Il est encore tôt pour produire une évaluation précise de l'impact de la crise pandémique sur le psychisme de la population, en particulier celle des enfants, des adolescents, des étudiants. Dans sa grande majorité, cette génération s'est relevée sans dommages de l'épreuve, et a réinvesti très vite ses réflexes et ses pratiques sociales d'avant. Certains marqueurs – suicide, prescription et consommation de médicaments *ad hoc* – dessinent néanmoins une tendance lourde. Le bon sens constitue un premier indicateur : les années adolescentes et étudiantes, que l'on qualifie communément d'insouciantes et d'audacieuses, imagine-t-on ce que signifie les traverser dans la réclusion puis dans les multiples entraves sociales ? Et comment étudier la médecine sans exercer à l'hôpital, la menuiserie sans accéder à l'atelier, le théâtre sans partager une troupe, le pilotage sans voler ? Les publications de Santé publique France sont sans équivoque : elles démontrent notamment une « augmentation très importante des passages aux urgences pour idées suicidaires » à partir de l'automne 2020 et qui s'est même accentuée au premier semestre 2022. Les spécialistes sont affolés par la recrudescence de cas de détresse. Certes, tout comme le suicide résulte presque toujours d'un contexte multifactoriel, les maux psychiques dont souffre aujourd'hui la jeunesse ne peuvent pas être affectés exclusivement au phénomène pandémique – ni aux seules répercussions des dispositions consubstantielles : confinement et restrictions des libertés synonymes d'isolement affectif, de repli, d'enfermement dans des foyers violents, de surconsommation des jeux vidéo, etc. Cette jeunesse est frappée par d'autres maux, mais il est évident que l'événement Covid-19 a cristallisé chez certains et enflammé chez d'autres un mal-être antérieur, en particulier – mais pas seulement – dans les milieux sociaux économiquement défavorisés.

Les médecins, les services de l'État l'ont-ils perçu trop tard ? Il est – pour l'heure – difficile d'apporter une réponse tranchée. Mais une évidence : la prise en charge de ces jeunes fragilisés par la pandémie a révélé les immenses carences, en France, du système psychiatrique dédié aux mineurs et jeunes adultes. Pour simple démonstration parmi beaucoup d'autres, le rapport de la Cour des comptes publié en mars 2023 : il révèle que moins de la moitié du 1,6 million de jeunes affectés par des troubles psychiques – évaluation aggravée avec l'épreuve pandémique – bénéficie chaque année de soins, que le nombre de lits d'hospitalisation a chuté de 58 % entre 1986 et 2013, et que l'effectif de pédopsychiatres s'est vidé d'un tiers en dix ans. L'État est dans son devoir de se saisir à bras-le-corps de cette dramatique situation.

## L'enjeu scolaire, un cas d'école

Des nombreux enjeux provoqués par la pandémie, celui de l'école révéla peut-être le mieux la préoccupation éthique d'Emmanuel Macron. Dès le début du mois d'avril 2020, lors de notre fameux déplacement à Marseille, il me confia sa volonté, personnelle, de rouvrir les écoles au plus vite, en particulier celles qui accueillent les enfants des quartiers populaires. À ses yeux, l'école n'est pas qu'un lieu d'instruction et d'apprentissage : on y cultive l'éducation, la civilité, le lien humain, les relations sociales. On y permet, aussi, d'offrir un repas équilibré à des enfants qui en sont dépourvus dans certains milieux. C'est, il est vrai, une vision très française.

L'insistance du chef de l'État nous exhorta à des études très poussées quant à la propagation des contaminations par les enfants : cibles ou vecteurs de transmission ? Les résultats étaient incertains, l'été approchait et donc la justification de prendre un risque à quelques semaines de la fin officielle des cours divisa le Conseil scientifique. Au début, les débats furent animés, mais très vite nous publiâmes des recommandations qui permettaient de répondre à la question : comment laisser les écoles ouvertes ? Emmanuel Macron, soutenu par le ministre de l'Éducation nationale et de la Jeunesse Jean-Michel Blanquer, décida alors la réouverture des établissements mi-mai 2020. Aucun pays d'Europe ne se montra aussi alerte et n'envisagea une telle perspective avant la rentrée de septembre. Finalement, ce fut un pari gagnant, la transmission du virus n'ayant pas connu d'explosion due à la réouverture des écoles à cette période. Il est certain que cette ambition a permis d'atténuer le nombre et l'ampleur des décrochages scolaires, le recours aux enseignements par la technologie – eux-mêmes sources d'inégalités – ne pouvant se substituer aux vertus de la présence en classe.

La rentrée 2020 se révéla nettement plus mouvementée. Le virus était sans gravité pour les enfants, mais ceux-ci étaient des vecteurs de transmission vers l'école et aussi vers leur foyer. Et l'automne s'annonçait préoccupant. Charge au ministre Blanquer de mettre en œuvre les modalités de la stratégie d'ouverture des établissements décidée par le président Macron. Or, le ministère de l'Éducation nationale est un lieu qu'anime une lutte de pouvoirs presque « culturelle » entre services, courants, potentats, entre cabinet, syndicats, corps des inspecteurs généraux, etc. Le pouvoir y est singulièrement fragmenté et disséminé, et par nature il fonctionne de manière assez isolée des autres ministères. Et donc même dans cette circonstance pandémique si dramatique s'installa une relation *a minima* avec le ministère de la Santé, et celui de l'Éducation fut assez imperméable à nos préconisations – par exemple au profit d'une politique de dépistage coordonnée ou d'une gestion rationnelle des cas positifs. Un comble. Dès lors, le ministre construisit sa propre politique de dépistage « de masse », incompatible avec les outils recensés au ministère de la Santé, et à partir de l'automne 2021 soutint du bout des lèvres la stratégie de vaccination des enfants et des adolescents. L'irruption de variants extrêmement contaminants, en premier lieu Omicron, fit exploser le fragile dispositif. Le ministère, qui n'avait pas suffisamment mobilisé les associations de parents d'élèves et pensait sa stratégie sans la société civile, fut dépassé par l'explosion du nombre de contaminations chez les élèves et les enseignants. Le président de la République avait fixé comme principe incompressible de conserver les classes ouvertes ; las, devant la propagation fulgurante des contaminations et l'inefficacité des stratégies de dépistage, les proviseurs n'eurent d'autre choix que de fermer nombre de classes en janvier 2020.

La complexité organisationnelle de ce ministère s'est révélée au grand jour à la faveur de la crise. Des décisions souvent prises de manière anarchique, sans concertation avec le ministère de la Santé et sans considération pour les recommandations du Conseil scientifique ; un ministre qui fait de ce défi son cheval de bataille et fonce tête baissée, quand bien même ses troupes ne sont pas calibrées pour le relever ; des raisonnements souvent inadaptés – chacune de nos préconisations se heurtait à des réactions dilatoires, élusives, statiques ; et un management parfois ubuesque : ainsi les directeurs d'établissement recevant en milieu d'après-midi le dimanche des nouvelles consignes de dépistage à déployer le lendemain à 8 heures… Comment s'étonner que la cacophonie ait dominé et que le ministre y ait laissé son poste ?

### Grandes entreprises : un comportement peu flatteur

Le monde de l'entreprise ne m'est pas familier. En revanche, je suis autorisé à porter un jugement sur ce qu'il a initié – ou pas – pendant l'épreuve pandémique, particulièrement dans les périodes les plus critiques. De quoi nourrir le débat sur l'éthique de l'économie, et exprimer un « coup de gueule » – à défaut d'une argumentation raisonnée.

Des actions véritables de solidarité ont vu le jour, sporadiquement. La plupart d'entre elles émanaient de PME et de TPE, qui souvent étaient familiales, dirigées par des entrepreneurs engagés et qui réverbéraient des collectifs de travail solidaires. En revanche, les grands groupes, qu'ont-ils entrepris ? Quelques initiatives – achat de masques, livraison de repas aux soignants, etc. –, toujours savamment mises en lumière, mais franchement très éloignées de ce que la communauté en crise pouvait espérer du potentiel altruiste de leurs promoteurs. Ils se sont concentrés sur leur sort – ce qui était une nécessité –, mais ont « oublié » la société, considérant qu'elle relevait de la seule responsabilité de l'État. Oubli navrant, déshonorant, et même très injuste si on le mesure à la profusion de dispositifs publics déployés à leur intention – chômage partiel, prêts garantis par l'État (PGE), etc. Les aides, considérables, décrétées par l'État régalien pour maintenir à flot l'économie et les emplois n'ont pas été réservées qu'aux plus visibles dans les médias : artisans, commerçants, hôteliers, restaurateurs, etc. Elles ont profité « aussi » aux colosses internationaux, soit directement, soit parce que leur clientèle pouvait rester en vie. Les mêmes qui, dans d'autres circonstances, fustigent l'« excès d'État » ou pourfendent la « pression fiscale » – à laquelle bien souvent ils échappent, de manière légale et immorale, par des artifices juridiques. Dès lors, comment ne pas déplorer que l'instauration d'une taxe sur les super-bénéfices des entreprises qui ont tiré profit des boucliers de l'État et de la crise elle-même n'ait pas abouti ? Les dividendes distribués (et pour partie affectés à… racheter des actions plutôt qu'à partager ou à investir) en 2023 ont atteint un niveau record.

## Introduire de l'équité dans la doctrine égalitaire

L'analyse sociologique des populations les plus vulnérables aux formes graves du Covid-19 soulève un questionnement éthique cardinal : le dogme républicain de l'égalité doit-il être révisé au profit de la recherche d'équité ?

C'est un grand classique de la santé, un invariable universel que corrige ou aggrave l'approche culturelle de l'(in)égalité propre à chaque pays : le virus a frappé davantage les populations économiquement, socialement et territorialement fragiles. Certes, et en ce sens le Conseil scientifique a été très mobilisé, les conditions d'accès aux soins ont fait l'objet d'une attention soutenue et incontestable de la part des autorités politiques et sanitaires. La « casse » aurait pu être pire. Une donnée comparative intra-occidentale illustre cette réalité : les États-Unis, pourtant massivement dotés d'innovations, de vaccins, de médicaments, enregistrent un recul de l'espérance de vie de 2,6 années ; en France, il a été limité à trois mois. En Allemagne, plus encore en Italie, en Espagne et en Grande-Bretagne, ce recul (entre cinq et neuf mois) dépasse sensiblement celui mesuré dans l'Hexagone. La France peut donc se féliciter de sa politique égalitaire. Mais sans triomphalisme. Car elle peut regretter de n'avoir pas « exploité » la gestion de cette crise pour résorber des inégalités.

En dépit des efforts, l'accès aux vaccins s'est révélé un peu plus faible en France. D'un point de vue sociologique, comme l'ont mis en exergue différentes études de la communauté scientifique des sciences humaines et sociales, les plus défavorisées des populations s'en sont tenues un peu plus éloignées – reflétant là un déficit plus général d'accès aux soins – ; outre-Atlantique, l'examen populationnel révèle un très léger tassement chez les groupes sociaux « blancs-aisés », un effondrement au sein des segments ethniques et sociaux les plus vulnérables. Des disparités se sont donc accrues. La crise du Covid-19 aurait pu, aurait *dû* servir à réduire les écarts dudit accès aux soins. Des équipes de sciences humaines estiment même que le fossé s'est creusé un peu plus encore – la réalité plaide davantage pour un *statu quo*. Très tôt elles ont sensibilisé le Conseil scientifique à l'attention, extrême, qu'il fallait accorder aux publics les plus précaires : nous en étions convaincus intimement, les autorités ont été convaincues par nos préventions, mais la conviction n'a donc pas suffi. D'où des interrogations sensibles : la logique égalitariste a-t-elle ses limites ? conduit-elle à former de nouvelles inégalités ? doit-elle être reconsidérée au profit d'une autre exigence, celle-là d'équité ? Voilà, dans notre modèle républicain, un débat éruptif. Mais que justifie l'analyse de la crise pandémique. Et que crédibilise l'hypothèse, si la détérioration du système de soins se poursuit, de voir s'imposer un modèle ultra-privé et réservé aux riches élites.

L'ADN français cultive l'accès égalitaire aux soins. Ce qui signifie penser l'offre égale pour tous. L'ensemble de la politique de santé converge vers cet objectif. Or, la réalité des inégalités ne doit-elle pas inviter « aussi » à penser l'offre au profit des demandes venant des plus défavorisés ? Une approche équitable des soins viserait ainsi à investir massivement dans les territoires les moins bien outillés – une trentaine de zones géographiques, dont les territoires d'outre-mer, lestées d'une mortalité excessive est cartographiée – et en faveur des populations vulnérables. Un investissement additif de l'offre égale pour tous, et donc une logique qui s'approche du mécanisme de discrimination positive. Logique valable dans d'autres domaines, comme c'est d'ailleurs déjà le cas des établissements scolaires des zones d'éducation prioritaire. À « enveloppe constante », cela signifierait aussi que l'arbitrage égratigne le dogme égalitaire. Par exemple, l'hyperconcentration intra-muros de l'Assistance publique-Hôpitaux de Paris (APHP) n'est-elle pas déconnectée des réalités populationnelles et sociales qui réclament la même technicité dans les banlieues ? Le volume des besoins réels en matière de soins pointus n'est-il pas plus aigu à Bondy que dans le XVI^e arrondissement ? L'offre de soins pensée davantage à partir des besoins véritables que de la doctrine égalitaire : voilà mon exigence, que je sais difficile à faire partager dans la culture républicaine. Le manichéisme qui enflamme le débat public entrave une approche dépassionnée du sujet : or développer des moyens au profit de l'équité, n'est-ce pas, finalement, faire honneur au dessein d'égalité ?

L'histoire récente montre qu'à partir d'événements sanitaires exceptionnels surgissent des prises de conscience et des stratégies politiques utiles. Ainsi, le VIH, très répandu chez les usagers de drogues dures, a permis d'importants progrès sur les thérapeutiques de substitution ou l'emploi des seringues ; cette population si fragile est, depuis, mieux considérée et prise en charge. À l'épreuve du premier confinement, les sans domicile fixe ont pu bénéficier d'hébergements hôteliers, et la campagne de vaccination est bien parvenue en priorité aux publics les plus vulnérables. Tout Français peut être fier de l'exigence égalitaire qui prévaut dans le domaine de la santé et à laquelle la gestion de la pandémie a fait honneur, mais il peut aussi s'interroger sur la nécessité de réorienter cette exigence vers davantage d'équité. La condition pour qu'*un jour* l'écart des espérances de vie entre les habitants de l'épicentre et des extrémités du RER B transilien ne culmine plus à huit ans... Quêtes d'égalité et d'équité ne sont pas antinomiques.

# La science française au défi d'une crise de confiance

*L'événement pandémique avait toutes les raisons de régénérer la confiance de l'opinion publique en la science et la médecine. Au premier rang desquelles la spectaculaire mise à disposition des vaccins mRNA. Cette confiance s'est finalement retrouvée contestée, parfois fortement – sans toutefois disparaître.*

## Un immense progrès mal compris

La science sort grandie de l'épreuve du Covid-19. C'est indiscutable, mais avec des limites. Seulement six mois ont été nécessaires pour élaborer, produire et distribuer les vaccins mRNA ; il s'agit là d'une prouesse inédite. Osons même le mot : extraordinaire. Les personnes contaminées et celles vaccinées se sont constituées une barrière immunitaire, et ainsi la population dans son ensemble peut désormais « vivre avec le virus ». Sans les vaccins, que seraient devenus les individus ? les économies ? les démocraties ? les sociétés ? Impossible d'apporter une réponse précise. Mais l'évidence s'impose : le pire aurait pu survenir.

La science sort donc grandie de l'épreuve du Covid-19, et trois faits l'illustrent.

La production spectaculaire de vaccins mRNA atteste du bien-fondé de la recherche fondamentale, sans *a priori*, en amont des crises. La technologie mRNA n'est pas récente, elle n'était pas dédiée aux vaccins contre le Covid-19 ; elle a été « simplement » intégrée dans une stratégie de nouvelle plateforme vaccinale et, pour ce faire, adaptée au coronavirus. Voilà qui valide l'intérêt capital de financer la recherche fondamentale *non dédiée*, alors que la tendance chez les politiques est plutôt de consacrer l'essentiel des moyens à la *recherche dédiée* – par nature plus visible. La meilleure anticipation pour la prochaine crise sanitaire que nous ne connaissons pas et qui surprendra à nouveau est d'investir dans la recherche fondamentale publique universitaire.

Le succès des vaccins ne doit pas occulter une autre prouesse scientifique : la découverte et la fabrication, en seulement dix-huit mois, d'un médicament antiviral très actif, le Paxlovid, qui réduit de 80 % la survenue de formes graves chez les patients à haut risque.

Enfin, la science des modélisations et des projections a connu, elle aussi, un progrès impressionnant, grâce au recensement et au partage des bases de données.

L'enjeu, crucial, des datas met en lumière cette discipline jusqu'alors peu visible : la modélisation. Elle est la clé de voûte de la collaboration, méconnue et pourtant stratégique, entre les missions de surveillance, de recherche épidémiologiques et de modélisation mathématique. Toute lutte contre la propagation d'un virus est une course contre la montre ; rassembler puis organiser puis partager informations et bases de données est une condition centrale du succès… à condition de l'accomplir dans le temps le plus rapide qui soit. Sur ce point précis, la France a une grande marge de progrès, mais est sur la bonne direction.

### Les sources de la méfiance

Peu de personnes dans la société semblent conscientes de ces avancées fondamentales. Les controverses qui encore aujourd'hui questionnent l'innocuité des vaccins mRNA le prouvent. Ces vaccins, les anticorps monoclonaux et le Paxlovid qui bloquent la multiplication du virus sont apparus avec une rapidité inégalée. Pour comparaison, treize années séparent l'apparition du VIH de la découverte des antirétroviraux, huit ont été nécessaires pour trouver les antiviraux éradiquant l'hépatite C, et dans les deux cas aucun vaccin n'a jamais été produit. L'antériorité de la technique mRNA, comme rappelé précédemment, devrait juguler les inquiétudes nées de la vitesse à laquelle les vaccins sont apparus. Pour le reste, bien sûr, l'interrogation, le doute subsistent. Qui peut affirmer scientifiquement que la technologie mRNA n'a aucun effet secondaire à long terme ? Personne. Car personne n'est devin. Pour autant, la légitimité du doute doit-elle contrarier, voire contester la survenue d'une telle gageure scientifique ? À mes yeux, évidemment non.

La méfiance chez certains, la défiance chez d'autres à l'égard de la science n'ont pas surgi avec la crise du Covid-19. En 2018, lors des états généraux de la bioéthique, le Comité consultatif national d'éthique (CCNE) en avait fait le constat. Un doute grandissant cristallisait ce sentiment : toutes les découvertes scientifiques ne seraient pas, ne sont pas synonymes de progrès. Ce questionnement occupe désormais une place complexe au sein de la société, et les spectaculaires innovations à la faveur du Covid-19 semblent, paradoxalement, l'enflammer – alors même que la notion de « progrès » doit rester fondamentale dans nos sociétés.

Plus grave peut-être, l'effritement du lien de confiance entre le citoyen et les acteurs de la science s'est déporté sur la relation entre patient et médecin. Ce climat de confiance avait, de tout temps, fait l'honneur du métier de médecin en l'obligeant ; il s'est profondément détérioré depuis quelques années, et la crise pandémique n'a fait que l'aggraver. Pourquoi le doute, voire le rejet doivent-ils gommer la satisfaction lorsque la science trouve ce qui nous sauve ?

Le degré de confiance ou de défiance en la science en général et dans les vaccins en particulier est propre à chaque pays, il varie selon son histoire et sa culture. Et de grandes disparités apparaissent, parfois selon l'objet même du vaccin. Ainsi la France – qui figure parmi les nations les plus sceptiques – s'est révélée singulièrement rétive aux vaccins contre l'hépatite B ou le papillomavirus chez les jeunes filles. Mais elle accepte sans rechigner le protocole de onze vaccins obligatoires, la plupart inoculés dès la toute petite enfance. Les études d'opinion que des spécialistes de sciences humaines et sociales ont consacrées à l'automne 2020 à l'accueil du vaccin contre le Covid-19 ont permis d'établir une radiographie assez précise, morcelée en trois groupes assez tranchés : 15 % d'irréductibles opposants, près de 50 % favorables et un « gros tiers » d'indécis – oscillant de la timide à l'hostile hésitation. Plus tard, alors que la vaccination était plus largement acceptée, dans les médias les figures « antivax » ont été représentées dans des proportions démesurées, et leurs arguments, dopés par le système algorithmique, ont connu une spectaculaire viralité sur les réseaux sociaux. Dans ce cadre, les promesses, fallacieuses, de l'hydroxychloroquine (seule ou en combinaison) et les vives polémiques entretenues par Didier Raoult et ses disciples, y compris sur les vaccins, se sont révélées extrêmement nuisibles tant en France qu'à l'étranger. En tout cas, de quoi trembler et prophétiser l'échec d'une campagne vaccinale espérée massive – et qui a heureusement réussi.

Deux ans plus tard, nous pouvions finalement afficher notre satisfaction. Certaines raisons semblent limpides, d'autres sont mystérieuses. Au premier trimestre 2021, l'engouement a sans doute profité du risque de pénurie qui était annoncé. Il est certain que ce spectre n'a pas été initié ou même entretenu, exploité par les pouvoirs publics ; il résulte surtout d'importants dysfonctionnements d'organisation, jusqu'en mars 2021, et des choix éthiques préférentiels – la population âgée et/ou fragile est moins facile d'« accès » que la jeunesse. Et il est vrai que l'accessibilité aux doses s'est révélée initialement moins aisée que dans d'autres pays d'Europe. Comme tout effet de pénurie, celle-ci a stimulé une forme d'appétence, bien sûr au sein de la population ciblée, mais aussi auprès des publics non prioritaires. Puis la dynamique de l'hiver et du printemps a laissé place à un tassement substantiel, auquel les pouvoirs publics ont répondu par l'introduction du pass vaccinal préféré à l'obligation vaccinale. Finalement, la France a fait partie des « bons élèves » de l'Europe – si l'on excepte trois situations : celle, géographique, des Antilles/Guyane ; celle des enfants de cinq à douze ans (en raison des minimes effets du virus sur eux et des faibles propriétés antitransmission du vaccin, nombre de pédiatres n'ont pas prescrit le vaccin) ; les plus de quatre-vingts ans (20 % d'entre eux, pour la plupart isolés et/ou résidant dans les zones rurales, ne sont toujours pas protégés). Le bilan plaide donc davantage en faveur de la confiance que de la méfiance.

Cette confiance s'est nourrie de choix majeurs. Le principal a été de protéger les plus vulnérables de la population, en permanence sur la foi d'éléments scientifiques et d'une communication intègre. En Chine, la crise de confiance envers le vaccin n'est pas seulement culturelle, elle découle d'une stratégie politique exactement inverse : privilégier les plus actifs, les moins fragiles afin de faire tourner les usines, cultiver l'opacité, la dissimulation et même le mensonge, écarter toute recommandation scientifique susceptible d'entraver l'orientation politique. En ciblant sa campagne de vaccination sur les plus vulnérables – personnes âgées, obèses, diabétiques, victimes d'autres pathologies – plutôt que sur les forces vives (en dehors des soignants), l'État français a fait le choix, cardinal, de l'humanité contre l'économie ; cet arbitrage aurait dû accentuer plus encore le sursaut de confiance.

## Exigence d'intégrité

Que reste-t-il de la confiance dans le prisme de l'événement Covid-19 ? Paradoxalement, s'ils expriment une confiance contrastée et plutôt en recul en la science, les Français entretiennent avec les médecins une confiance inaltérable. Mais celle-ci repose sur la relation individuelle, et traditionnellement sur l'admiration que suscite une pratique de pointe, de performance, d'excellence. Chez les patients, le degré de confiance en leur médecin est indexé sur la complexité de leur situation médicale, et aussi sur le caractère unique et individuel de leur cas. En l'occurrence, les décisions de santé publique étaient des mesures très simples, massives, uniformes, universelles et coercitives. Porter un masque, respecter les gestes barrières, s'isoler, faire des tests… on est loin de la mise en place de protocoles d'immunothérapie ou d'une chirurgie cardiaque de pointe. Loin donc des éléments constitutifs de la confiance. Laquelle pourrait s'éroder davantage, proportionnellement à l'écroulement programmé du système de santé qui, mécaniquement, affecte l'exercice de la médecine. L'enjeu est d'autant plus aigu que le système de santé est au cœur de la « démocratie en santé » ; plus précisément, il occupe l'épicentre du triangle que forment la décision politique, la voix des citoyens, et le corps des scientifiques, des médecins et des soignants – ces derniers constituent aujourd'hui le maillon faible. Jamais la relation liant médecins, scientifiques et population n'a été aussi interpellée qu'aujourd'hui.

Le fragile degré de confiance des Français dans le vaccin anti-Covid-19 est-il symptomatique de celui qu'ils réservent plus largement à la science ? Plusieurs éléments sont circonstanciels : apparente rapidité de sa découverte, technologie mRNA jusqu'alors inconnue du grand public – et même de nombreux scientifiques ! –, transmission du virus peu freinée par le vaccin, parasitage de controverses scientifiques. L'angoisse, immense, des Français au printemps 2020 ; les conditions difficiles dans lesquelles une partie d'entre eux a vécu les confinements successifs. Évidemment, au début de l'épidémie, l'« affaire » des masques, qui a germé avant la prise de fonction du Conseil scientifique ; les pouvoirs publics savent alors que la France dispose d'un nombre de masques trop limité, et bien maladroitement prennent appui sur les troubles tergiversations de l'OMS et d'une partie de la communauté scientifique pour ne pas fournir de réponse claire sur l'intérêt et les limites du port du masque. Conjuguée à l'immense déstabilisation lancée par Didier Raoult, cette déplorable situation a démoli la confiance des Français, et c'est dans ces sables mouvants que le Conseil scientifique s'est employé à la restaurer.

Le matraquage journalier d'informations funèbres (comme le recensement des morts et des malades hospitalisés) ; la confusion et donc la déstabilisation, devant l'accumulation des inepties et des analyses contradictoires déversées sur les chaînes d'information en continu par de pseudo-experts ou plus sûrement des charlatans ; l'incompréhension lorsque, une fois libérés, l'été 2020 de la délivrance passé et le droit à l'insouciance ressuscité, le ciel de nouveau s'obscurcit en septembre ; on comprend combien il fut difficile de diffuser un message audible pour contrecarrer leur incrédulité. Et puis, un hiatus : les Français se remettent corps et âme en la médecine, ils admettent difficilement ses hésitations et ses échecs, et ils ne comprennent pas ou mal ce qui est caractéristique de toute irruption, aussi soudaine, d'un mal inédit : le doute des scientifiques.

Or ce doute, ce « je ne sais pas », je l'assume pleinement. Les membres du Conseil scientifique ont eu le mérite de proposer en permanence une lecture honnête, sincère de la situation telle qu'elle était traversée. La transparence a dicté notre conduite – avec pour limite, notamment lorsque l'hésitation vaccinale était en question, de nous taire. Lorsque nous savions, nous disions que nous savions ; lorsque nous ignorions, nous disions que nous ignorions. Et nous complétions par une attitude légitimant le droit de se tromper. Nous devions au chef de l'État, à qui nous formulions nos recommandations, et aux Français d'être honnêtes et intègres. Jusque dans notre méconnaissance.

D'autres éléments explicatifs du déficit de confiance des Français dépassent le périmètre du vaccin et affectent la science dans son acception plus générale, ils sont davantage structurels et chroniques. En premier lieu la défiance de l'opinion publique envers l'industrie pharmaceutique – qui a oublié, parmi les nombreuses autres affaires sans compter celles qui demeurent inconnues, le drame du Mediator ? Lorsque même les plus respectables journalistes traquent avec agressivité la rémunération des membres du Conseil scientifique – tous non rémunérés –, l'enveloppe de leur retraite, ou leurs supposées convergences d'intérêts avec le monde industriel, cela en dit long. Moi-même ai dû me justifier sur une « collaboration » avec un laboratoire, étendue sur huit ans, et facturée… 350 euros, déjeuner compris ! Lorsque la réglementation autorisait les laboratoires à inonder les médecins, clients ou prescripteurs de leurs produits, des cadeaux les plus prestigieux, ces mêmes journalistes s'en émouvaient-ils ? Cela en *dit long* sur certains choix éditoriaux pathétiques, mais aussi, il faut insister, sur les nombreuses zones d'ombre et de collusion dont cette même industrie est, depuis longtemps, partie prenante.

# Industrie pharmaceutique française : tant de points d'interrogation

*Les racines de la crise de confiance sont multiples ; exacerbées à la faveur du Covid-19, l'insuffisance des moyens financiers et humains dont souffre la recherche publique et certaines dérives de l'industrie pharmaceutique figurent parmi les principales. Le diagnostic est aussi le symptôme d'une question centrale : la recherche constitue-t-elle une « vraie » priorité pour les politiques et les citoyens ?*

## La recherche française en crise

Pourquoi la France aime-t-elle trop peu la recherche produite par ses scientifiques ? Que les « élites » dans leur grande majorité soient issues d'un moule étranger à la science est une explication. Mais elle n'est pas unique.

La part du PIB consacrée à la recherche est faible : en 2021, elle plafonnait à 2,21 % – elle culminait à 2,32 % en 1993 –, se situant simplement dans la moyenne de l'Union européenne, loin des 3 % ambitionnés par cette dernière et très inférieure à celle pratiquée outre-Rhin (3,14 %). On aurait pu penser que la survenue de la pandémie allait libérer massivement les financements publics – quand bien même les effets desdits financements interviennent, la plupart du temps, à moyen, voire long terme. Jusqu'à la fin de l'année 2021, les crédits publics conférés à la recherche contre le Covid-19 en France se sont établis à environ 700 millions d'euros. En valeur absolue, cela peut sembler substantiel. Relativement à d'autres grandes nations et rapportée aux populations, l'enveloppe apparaît très insuffisante ; l'Allemagne (84 millions d'habitants) a débloqué 1,6 milliard d'euros, le Royaume-Uni (67 millions d'habitants) 1,2 milliard d'euros, les Pays-Bas (17 millions d'habitants, c'est-à-dire une population quatre fois plus faible qu'en France) 450 millions d'euros. Quant aux États-Unis, une projection proportionnée à sa population cinq fois plus élevée que dans l'Hexagone aurait dû situer son effort à 3,5 milliards d'euros ; il a atteint 15 milliards de dollars…

Cela signifie que l'engagement, très insuffisant, de l'État mais aussi de l'industrie privée en faveur de la recherche a été disjoint de celui, incontestable, pour soutenir l'économie. Pour autant, soyons clairvoyants : une manne abondante aurait-elle changé la donne ? Rien n'est certain ; la communauté scientifique française, chroniquement pauvre, aurait-elle su faire fructifier une soudaine générosité ?

Ce constat est une lecture de la situation de l'industrie pharmaceutique française. Les géants, Sanofi en tête, la plupart des biotechs, l'Institut Pasteur ont été immédiatement disqualifiés de la course aux vaccins – Sanofi cumulant une deuxième lourde défaillance lors de la phase 1 de son vaccin qui a périclité faute d'un dosage ajusté. La cause réside-t-elle dans un décrochage académique ? Absolument pas. Sur le Covid-19, la France est à la huitième place dans le classement des articles scientifiques parus dans la catégorie des publications « en général » ; en revanche, dans la classe des publications les plus prestigieuses – dites du « top 10 % » et du « top 1 % » –, elle se situe à la deuxième place. Un exploit, lorsqu'on mesure cette position à l'échelle des finances publiques dévolues aux équipes de recherche. Certes, ces articles n'ont pas produit de vaccins ; mais sans les travaux d'Arnaud Fontanet sur les conditions et les lieux de contamination, sans ceux de l'Institut Pasteur sur les anticorps neutralisants ou l'origine du virus chez la chauve-souris, sans ceux de modélisation réalisés par l'équipe de Simon Cauchemez, sans ceux du réseau des virologues hospitaliers sur le séquençage et la surveillance des nouveaux variants, les décisions politiques de gestion de crise n'auraient pas pu être étayées par la science.

Ces travaux universitaires de « connaissance pure » ont-ils influé, avec l'aide de la décision politique, sur la gestion de crise ? Et ont-ils trouvé une issue industrielle ? Quelques-uns, oui, mais la plupart, non. Rares sont les biotechs qui ont profité d'eux pendant la crise du Covid-19 pour développer une innovation fondamentale. Celles qui ont progressé à la faveur des circonstances étaient déjà soutenues – par Bpifrance ou le Programme d'investissements d'avenir (PIA). L'extrême difficulté, symptomatique de la France, de transformer les données de recherche académique ou translationnelle en réalité industrielle s'est accentuée à l'aune de l'épreuve pandémique. De plus, le fléchage des investissements d'État est loin d'avoir été transparent. L'examen du Programme d'investissements d'avenir PIA 3 en est l'illustration.

Ainsi, par exemple, le 29 janvier et le 23 mars 2020, l'Agence nationale de recherches sur le SIDA – Maladies infectieuses émergentes (ANRS-MIE) et l'Agence nationale de la recherche (ANR) ont instruit des appels d'offres flash, preuve de leur réactivité. Mais aucune initiative du genre du côté du PIA 3. Lequel a injecté au moins 290 millions d'euros dans des biotechs qu'il accompagnait déjà, hors de tout dispositif d'appel d'offres. En faveur de qui, pour quels projets, cette manne a-t-elle été débloquée ? L'opacité règne. Je n'ai jamais obtenu de réponse à mes sollicitations.

En France, la recherche médicale est, de manière structurelle, profondément affaiblie. Comment prévoir son avenir ? Nombre de jeunes chercheurs, usés par le manque de moyens, des rémunérations insuffisantes et une technocratie dévorante, se détournent de leur vocation. En recherche médicale à l'INSERM, à peine 5 % des chercheurs recrutés sont des... médecins. Une proportion anémique impensable outre-Atlantique. L'interface entre recherche académique et industrie biotech appliquée demeure un échec, en dépit d'une succession de mesures – déployées notamment dans les territoires. Un véritable gâchis, surtout mesuré à la grande qualité de la production universitaire. Celle-ci est l'arbre qui cache la forêt. Mais jusqu'à quand ?

Très récemment, en mai 2023, le pouvoir politique, enfin conscient de cette extrême difficulté, a décidé de réagir, avec trois créations : celle de l'ANRS-MIE (dont le budget est à consolider), celle de l'Agence de l'innovation (pour favoriser et fluidifier le transfert laboratoire-biotech-big pharma), enfin celle de douze nouveaux IHU et de quatre bio-industries de recherche. Est-ce que ce sera suffisant si en même temps le statut des chercheurs n'est pas valorisé ? Il manque pour l'ANR un budget à la hauteur de son potentiel, pour les jeunes chercheurs une rémunération stimulante et conforme à leur contribution, pour les médecins chercheurs des dispositifs de motivation à même d'enrayer leur désaffection, pour éveiller des candidatures et financer les projets des ressources adéquates... Tout, des voies de régénération de la recherche, n'est pas *que* pécuniaire, mais si l'on veut éviter à la recherche le même sort qui engloutit la médecine, il faut des moyens concrets. Je lance là un cri d'alerte.

## L'exemple américain

Pour saisir mieux encore le déficit français, tournons-nous vers les États-Unis, et restons sur le sujet du Covid-19.

La technologie mRNA n'a pas surgi d'un « chapeau magique » en 2020. Elle est ancienne, elle a été pensée notamment pour stimuler des réactions immunitaires à la survenue de cancers, et elle est déjà utilisée dans l'approche thérapeutique de certaines maladies cérébrales. Son aboutissement, qu'incarnent Moderna et Pfizer, est le fruit d'un développement extrêmement chaotique, dû pour l'essentiel à des déficits de financement récurrents. Y compris aux États-Unis, en particulier dans les universités qui constituent des clés de voûte incontournables des circuits de financement. Preuve que la communauté scientifique est restée longtemps sceptique sur la pertinence d'une telle recherche fondamentale non dédiée. Preuve supplémentaire des propriétés déterminantes de cette dernière, qui peut révéler son immense vertu à l'occasion d'un « événement » pathologique pour le compte duquel elle n'a pas été conçue.

L'industrie pharmaceutique n'a donc pas « découvert » les vaccins mRNA : elle a – simplement et remarquablement – appliqué les outils génériques de cette technologie aux résultats du séquençage du SARS-CoV-2. Le pari était toutefois difficile, vu l'urgence que dictait la propagation de la pandémie, et seuls quelques grands laboratoires ont donc réussi. Mais ils n'étaient pas seuls. Et c'est là qu'apparaît la singularité des « mentalités politiques », qui distingue les États-Unis de l'Europe et en particulier de la France quant aux capacités publiques de soutenir le financement privé de l'innovation.

Très tôt, une agence fédérale dédiée a été formée, qui a centralisé l'ingestion des flux. *Via* les National Institutes of Health (NIH) et la Biomedical Advanced Research and Development Authority (BARDA), l'administration Trump – dont la gestion de la crise Covid-19 a été par ailleurs hautement critiquable – a abondamment soutenu le dispositif. L'objectif était d'inonder de ressources financières les deux grandes compagnies pharmaceutiques engagées dans le pari des vaccins mRNA. Plus remarquable encore, elle les a dotées des moyens d'une prise de risque massive, y compris de préparer les conditions de fabrication, de stockage et de distribution du vaccin avant même qu'il soit élaboré. La publication de l'efficacité des vaccins est apparue mi-novembre 2020, mais les travaux sur le processus de fabrication ont commencé six mois plus… tôt, dès que les premières données encourageantes ont été réceptionnées. Une inversion des étapes inédite, une anticipation jamais vue auparavant. Les réussites de Pfizer – associée à l'allemand BioNTech – et de Moderna, toutes deux engagées depuis des années dans la technologie mRNA, ne sont donc pas le fruit de leur seule vision anticipative ;

elles résultent d'une coconstruction avec les autorités fédérales. Sans l'amortisseur, sans le « filet de sécurité » qu'a constitué la manne de 15 milliards de dollars débloquée par l'État américain, ces laboratoires n'auraient pas pu accomplir une telle prouesse à une telle vitesse.

Cet exemple illustre les différences d'approche « culturelle » de la coconstruction public-privé. Surtout, il explique ce qui, de part et d'autre de l'Atlantique, favorise et handicape l'articulation, l'enchaînement recherche fondamentale/innovation/fabrication. La solution ne réside pas dans une hypothétique révolution de l'écosystème domestique français ; elle ne peut se concevoir qu'au niveau de l'Europe. L'European Research Area (ERA), à l'origine notamment du programme pour la recherche et l'innovation Horizon Europe, peut y contribuer. Elle s'apparente à la BARDA américaine, qui a pour dessein de fluidifier et d'accélérer le transfert des financements publics vers l'industrie. Il est à espérer, enfin, que l'Union européenne et surtout les États qui la composent s'emploient à consolider les enseignements positifs de l'épreuve du Covid-19, mais surtout à contre-attaquer *là* où cette dernière a mis en lumière leur défaillance et leurs marges de progrès.

**Le vaccin, une lucrative propriété privée plutôt qu'un bien commun mondial**

Dès que leur découverte a été connue, Emmanuel Macron a exprimé son vœu : les vaccins doivent être considérés comme un bien public mondial, destiné aux riches pays occidentaux, mais aussi aux pays à ressources limitées. L'approche recommandée devait toutefois tenir compte d'une disparité des urgences et des besoins entre territoires du Nord et du Sud : la population vieillissante à risque et le péril d'une implosion des capacités d'accueil dans les hôpitaux donnaient une forme de priorité au Nord – pour des raisons de courbe démographique, car sur le continent africain cette catégorie représente moins d'un cinquième de la population ; couplé aux faibles effets des vaccins sur la transmission, le « bénéfice vaccinal » était donc sensiblement plus limité. Là aussi, l'OMS a commis à mes yeux une importante erreur d'interprétation : en proclamant, dans un message politique, une stratégie mondialiste des « mêmes besoins au même moment pour tous », elle a fait preuve d'une méconnaissance des réalités du terrain. Lorsque l'épidémie du VIH s'est propagée en Afrique, a-t-on maintenu une politique uniforme ? Non, évidemment. Les médicaments « étaient » au Nord, le VIH dévastait le Sud, ils ont été acheminés là où le virus décimait les populations.

Les laboratoires – largement soutenus, donc, par les pouvoirs publics américains puis européens – ont triomphé dans la bataille du vaccin. Ils étaient, souvenons-nous, les « rois du monde », les « sauveurs de l'humanité ». Dès lors, discuter du prix commercialisé des vaccins était délicat. D'autant plus que le rapport de force était sans ambiguïté du côté des industriels. Quel gouvernement allait oser se montrer frugal dans ses commandes ? De plus, l'équation économique était évidente : le prix – humain, sociétal, économique – d'un énième confinement aurait été sans comparaison avec celui des vaccins.

Ce prix était-il juste ? Émettre une… juste opinion est extrêmement difficile. Néanmoins, j'estime que la contribution, si cardinale, des financements d'État qui ont agi comme une « assurance tous risques » aurait dû être intégrée à l'élaboration finale du prix. Le seul « véritable risque » que les laboratoires ont eu à assumer est double : celui des effets secondaires, celui de la chaîne de production. C'est d'ailleurs ce qui a coûté cher au vaccin, non-mRNA, du groupe suédo-britannique AstraZeneca, disqualifié – peut-être trop hâtivement, mi-mars 2021, au nom du principe de précaution – dans nombre de pays pour ses rares manifestations vasculaires recensées sur les jeunes populations. Que la négociation ait été portée au niveau européen – donc à l'échelle des États-Unis – et non État par État a permis de diminuer le coût unitaire. Mais celui-ci a atteint des plafonds très élevés.

La Commission européenne n'a jamais souhaité communiquer dans le détail sur le sujet. Les contrats qui ont lié l'Union européenne aux firmes ont été rédigés dans l'opacité, et certaines clauses n'ont pas manqué de surprendre ; ainsi, celle autorisant certains fabricants au deuxième trimestre 2021 d'enchérir unilatéralement leur prix de vente – la dose BioNTtech-Pfizer est passée de 15,50 euros à 19,50 euros, celle de Moderna de 19 euros à 25 euros ! Aux États-Unis, la source *Public Citizen* évoque un coût de fabrication du vaccin BioNTtech-Pfizer de 1,18 dollar et l'agence Reuters annonçait en octobre 2022 que le prix de vente était programmé pour atteindre 110, voire 130 dollars ! Lorsque l'écart, substantiel, entre le coût de fabrication réel – intégrant celui d'un stockage et d'une distribution complexes – et le coût de vente réel s'est fait jour, les communautés scientifique et politique s'en sont émues auprès des industriels. Certains prix ont alors reculé, y compris celui des doses destinées aux pays à ressources limitées.

Soudainement altruiste, l'industrie pharmaceutique ? Ce mouvement, en réalité, est commun aux cycles de commercialisation. Et annonce fréquemment un enchérissement. Pour conjurer l'érosion des prix de vente et justifier leur rebond, les laboratoires s'emploient en effet à « sortir » un produit dit « nouveau » qu'ils markettent et valorisent comme tel. En réalité, il s'agit d'un dérivé, un (petit) peu plus efficace, mais sensiblement plus onéreux. C'est ce qui est advenu. Les vaccins bivalents proposés à l'été 2022 ont consolidé le spectre de la réponse vaccinale – qui était déjà élevé –, mais n'ont pas intégré l'arrivée possible d'un variant plus grave et n'ont pas freiné la réduction de la transmission. En d'autres termes, ils n'ont pas apporté de progrès significatif… mais en revanche ont « justifié », selon les industriels, un enchérissement significatif. Le long silence et les carences de l'OMS en matière de stratégie sur ce sujet ont fait la démonstration que l'absence de gouvernance internationale et, en particulier, d'une autorité sanitaire à même de réguler le milieu industriel – et son obsession de rentabilité, qui peut l'amener à arbitrer en faveur davantage de son intérêt mercantile que de celui, sanitaire, de l'humanité – était délétère. Finalement, on retiendra que les attributs, incontestables, de l'industrie pharmaceutique se sont accomplis grâce à l'intervention publique et ont été chèrement payés.

# Penser « One Health »

*Est-il fondamental de connaître, aujourd'hui, les conditions dans lesquelles le virus SARS-CoV-2 a surgi à Wuhan ? Évidemment oui, pour essayer d'anticiper une prochaine émergence. Mais n'est-ce pas déjà trop tard ? Certes, sauf s'il existe vraiment des arguments pour penser que ce virus est issu d'un laboratoire de la capitale de la province du Hubei. Or, à ce sujet, la communauté scientifique demeure partagée.*

## L'origine du virus : une enquête à rebondissements…

Le point de départ de cette pandémie est probablement multifactoriel, et je me situe davantage dans l'analyse des gestions qui ont suivi et dans une vision prospective. Néanmoins, il s'agit d'une vraie question à la fois scientifique et géopolitique que je vais tenter de résumer bien que n'y ayant pas directement participé.

Au centre des questionnements trône le complexe de Wuhan. Il est une constellation de multiples laboratoires de virologie, dotés de différents niveaux de sécurité. Parmi eux, le laboratoire P4, à la construction duquel la France a contribué entre 2010 et 2015 – les techniques de construction sont issues de celles utilisées pour son *alter ego* de Lyon. Les autorités françaises, l'INSERM en particulier, s'étaient ensuite retirées du déploiement de l'infrastructure, mesurant combien exercer un contrôle sur son fonctionnement serait délicat. Les National Institutes of Health américains (NIH) n'avaient pas participé au financement de son édification, mais ont ensuite subventionné plusieurs projets de recherche, parfois sur des sujets très sensibles. D'ailleurs, Anthony Fauci, directeur du National Institute of Allergy and Infectious Diseases (NIAID) et aux commandes de la cellule de crise Covid-19 de l'administration Trump, était encore au printemps 2023 obligé de se justifier devant l'opposition républicaine, très agressive sur ce sujet, de la collaboration des équipes scientifiques américaines et chinoises dans un P4 finalement plus international que strictement chinois.

## D'où vient le SARS-CoV-2 ?

Deux grandes hypothèses sur l'origine du SARS-CoV-2 sont discutées de façon « assez violente » par les scientifiques – comme ils en sont parfois capables. Une séance de l'Académie de médecine s'est tenue sur ce thème en avril 2023. Elle évoque deux hypothèses.

La première, dite « naturelle », creuse le sujet de l'animal réservoir/intermédiaire : les chauves-souris, réservoir connu de la famille des SARS-virus, et/ou peut-être les chiens viverrins de Wuhan sensibles aux virus et qui étaient présents sur le marché Huanan Seafood Market. Cette possibilité d'un virus provenant de la nature pose la question fondamentale de la rupture de la barrière d'espèce et du passage de l'animal à l'homme.

La seconde hypothèse est très sensible. Elle suggère qu'un virus a été modifié expérimentalement par des chercheurs dans l'un des nombreux laboratoires de recherche virologiques de Wuhan (pas obligatoirement le P4). Le virus aurait été modifié par mutation *in vitro* dans un objectif de « gain de fonction » et se serait échappé accidentellement du laboratoire. Le problème majeur convoqué ici est celui de la dangerosité (sécurité biologique), de la légitimité et de l'éventuelle limitation de ce type de recherche.

**Quelles sont les données ?**

*Un virus très particulier*

Très rapidement, début 2020, il est montré que le virus SARS-CoV-2 issu de Wuhan possède une particularité expliquant sa grande contagiosité : un site « de clivage de la furine » lui permet de s'accrocher au récepteur du virus. Cette mutation n'existait pas chez les précédents virus de la famille SARS.

*Un animal intermédiaire ?*

En 2022 et 2023, plusieurs travaux de métagénomique portant sur le matériel environnemental issu du marché Huanan Seafood Market avant sa fermeture tout début 2020 ont révélé la présence sur le marché d'espèces animales très sensibles au SARS-CoV-2 – en particulier le chien viverrin –, alors que ce fait était nié par les autorités chinoises. Est-ce une preuve absolue ? Non. Car rien ne prouve qu'elles étaient infectées en décembre 2019, au tout début de l'épidémie.

*Les chauves-souris*

Les Instituts Pasteur du Cambodge et du Laos ont entrepris des recherches il y a une dizaine d'années sur les chauves-souris. Ces mammifères constituent un élément exceptionnel de réservoir viral, car ils sont capables d'intégrer dans leur génome des virus extrêmement pathogènes pour l'homme. Ils sont donc des cas de passage de la barrière animale, de transmission majeure extrêmement étudiés. Les équipes de Pasteur voulaient examiner les propriétés singulières de leur système immunitaire, en particulier ses facultés de résistance à certains virus graves. À cette fin, elles se sont immergées dans des grottes difficilement accessibles du brûlant Triangle d'or, cloîtré entre le Laos, le sud de la Chine et le Cambodge, et ont prélevé des chauves-souris géantes. Les scientifiques possèdent alors une riche collection de ces chauves-souris qu'ils entreposent dans une biobanque. Faute de ressources financières, l'Institut n'a pas d'autre choix que de geler ses travaux.

Cette biobanque est en sommeil lorsque survient la pandémie du Covid-19. L'équipe alors s'interroge : Peut-être pouvons-nous trouver dans ces stocks de prélèvements des informations génétiques assimilables au SARS-CoV-2 ? Des fonds sont aussitôt débloqués. Et les résultats sont sans équivoque : dans une proportion importante des mammifères est décelé du matériel génétique identique à 95 % au SARS-CoV-2. Cela prouve qu'il y a au moins dix ans dans cette région du monde limitrophe de la Chine, alors qu'aucune pathologie humaine n'était déclarée, un virus « proche » du SARS-CoV-2 circulait déjà dans l'ADN d'un animal réservoir qui a pour nom chauve-souris. Cette information est riche de questionnements scientifiques : par quel phénomène un virus pathogène niché sans conséquence pour elle dans une chauve-souris profite-t-il d'une rupture de barrière pour se propager – peut-être avec l'aide d'intermédiaires comme d'autres animaux déjà évoqués – à l'espèce humaine ?

La deuxième étude réalisée par une autre équipe de l'Institut Pasteur (laboratoire de virologie de Marc Eloit) avec ses collègues du Laos est tout aussi passionnante et va plus loin. Elle porte sur des chauves-souris prélevées fin 2020 dans la même région du Triangle d'or, alors que la pandémie a débuté. Sur ces prélèvements, ils mettent en évidence des séquences virales très proches de celles du SARS-CoV-2, baptisées « Banal », l'une d'entre elles révélant plus de 97 % d'homologie. Ces séquences virales possèdent un domaine très adapté pour infecter les cellules humaines, dit de *liaison* (du virus) au récepteur présent sur les cellules humaines. Cela indique que le virus a pu évoluer chez la chauve-souris pour mieux pouvoir infecter les cellules humaines.

Ces éléments sont donc plutôt en faveur de l'*hypothèse naturelle* évoquée lors de la session de l'Académie de médecine. Mais l'histoire se complique un peu plus. Ce virus « Banal » possède en effet une différence importante avec le SARS-CoV-2 : il ne dispose pas de site de clivage de la furine – très particulier au SARS-CoV-2 qui le rend très infectant pour l'homme. Quelle est donc la réelle capacité d'infection et de passage de la chauve-souris à l'homme de ce virus « Banal » pourtant très proche ? L'équipe de Pasteur est allée plus loin en investiguant les conditions d'irruption du site furine chez le SARS-CoV-2. En effectuant des passages répétés de ces virus de chauves-souris sur des souris humanisées possédant le récepteur humain du SARS-CoV-2, elle a montré, après un forcing de six passages, qu'aucun site de clivage de la furine n'avait surgi, suggérant avec prudence que la mutation du site furine n'est pas apparue chez l'homme après plusieurs contacts avec des virus de chauves-souris. Cette mutation s'est donc manifestée soit chez la chauve-souris (ce qui demeure possible), soit chez un animal intermédiaire. Ainsi, l'émergence *naturelle* du virus SARS-CoV-2 est possible, mais pas définitivement prouvée.

Les arguments stipulant que le virus Wuhan provient d'un laboratoire doivent être pris avec prudence. Dès décembre 2019, tous les premiers cas sont survenus dans la ville de Wuhan où le gouvernement chinois avait créé un site d'excellence en virologie. Cette localisation géographique du début de l'épidémie est très particulière. Si des animaux avaient été infectés, d'autres endroits de transit auraient dû voir éclore des infections. Par ailleurs, un projet nommé DRASTIC, financé en partie par les NIH, visait à inclure le site furine dans les virus de la famille SARS (avant le SARS-CoV-2). Ces virus modifiés par mutation avaient pour objectif un « gain de fonction » permettant d'anticiper l'apparition spontanée de virus plus pathogènes. Aucune preuve formelle n'existe montrant que le virus initial de Wuhan est un virus provenant d'un laboratoire travaillant sur ce gain de fonction.

On constate donc combien l'origine du virus est un sujet éminemment complexe. Et d'ailleurs mon opinion n'est toujours pas établie – seule certitude : les chauves-souris jouent un rôle majeur et doivent être encore mieux étudiées par les équipes de recherche. La polémique sur l'origine du virus infuse des enseignements déterminants, qui dépassent la pandémie : peut-on, doit-on continuer à laisser se développer une biologie aussi dangereuse que celle dédiée à la création de virus « avec gain de fonction » ? Quelle régulation peut-on instaurer ? Quels enjeux éthiques et sécuritaires ces pratiques soulèvent-elles ? Comme la santé humaine est totalement tributaire de son environnement, nous ne pouvons plus continuer d'isoler les enjeux de santé humaine de ceux de santé animale et même de santé végétale. Ce qui est vivant forme un *tout*, indivisible, dont la santé humaine est dépendante. Enfin, la vision « One Health » – « Une seule santé » – est devenue dominante.

**Une leçon cardinale : le monde vivant est indivisible**

La vision « One Health » de la réalité sanitaire – humains, animaux, végétaux, toutes formes d'espèces vivantes participent de manière interdépendante à un même écosystème – sort considérablement renforcée. Comme jamais auparavant, l'irruption puis la propagation de ce virus sur la planète démontrent que la santé humaine doit être conçue de manière indissociable de son environnement. L'interaction de l'homme et de son environnement est désormais totale, les répercussions de la main de l'homme – qu'il s'agisse d'urbanisme, de consommation, d'extraction énergétique, de transports, de déforestation – sur l'évolution dudit environnement et donc des maladies sont immenses. Un pathogène, comme le SARS-CoV-2, peut infecter autant l'animal que l'homme, tous deux étant dépendants des modifications environnementales dont le second est à l'origine. Le phénomène n'est pas nouveau : l'étude d'Ebola (en 2014) a mis en exergue l'intervention des animaux sauvages comme facteur de transmission et celle des chauves-souris comme réservoir viral.

Comme l'a rappelé le Conseil scientifique, la vision « One Health » de santé globale demeure complexe à expliquer, chez les décideurs politiques et même au sein de la communauté scientifique. Celle-ci fonctionne encore en silos, et le cloisonnement des disciplines ne favorise pas la coconstruction d'études transversales, par exemple entre médecins et vétérinaires et, plus loin, avec des climatologues, des éthologues ou des biologistes. La crise pandémique a toutefois stimulé la prise de conscience aux niveaux national – l'approche « One Health » figure clairement dans les prérogatives du Comité de veille et d'anticipation des risques sanitaires

(COVARS), né en juillet 2022, et le Conseil scientifique avait intégré un vétérinaire – et européen. Des groupes de travail interdisciplinaires et transnationaux se sont formés. Mais au-delà, l'approche reste balbutiante, comme l'illustre trivialement l'extrême frilosité de l'Organisation mondiale de la santé (OMS). Il est vrai que la problématique de la santé globale n'est pas questionnée de la même manière ni ne génère les mêmes enjeux selon que le pays est d'Europe du Nord ou d'Afrique centrale, est le Canada ou le Laos ; la nature des relations homme/animal, en premier lieu l'extrême proximité entre eux et les conditions d'hygiène caractéristiques de certains pays particulièrement d'Asie du Sud-Est, est un déterminant majeur.

Si les autorités politiques et même scientifiques peinent encore à rallier la cause du « One Health », que dire du grand public ? Si les deux communautés *a priori* les plus concernées patinent, il est incohérent d'espérer une large prise de conscience au sein de la population. Néanmoins les « lignes bougent » *également* chez elle ; la popularité et la pédagogie des travaux alertant sur les effets des crises climatique et environnementale, et la mobilisation d'une partie de la jeunesse, à la fois conscientisée et inquiète, soutiennent l'inflexion salvatrice.

# Un traitement médiatique parfois sérieux, souvent désespérant

*Dès les premiers mois de la crise, le traitement médiatique a quitté le terrain scientifique et s'est enfoncé dans une politisation systématique. La faute à la prise de pouvoir par les journalistes politiques et commentateurs sur leurs consœurs ou leurs confrères spécialisés en santé, la faute aussi à certains médias obsédés par les angles politiques générateurs de polémiques qui nourrissent l'audience et le flux délétère des réseaux sociaux. L'occasion de diffuser avec pédagogie et intégrité les enjeux de la science auprès du grand public a été gâchée. La communication gouvernementale, certes difficile, aurait également gagné à une vision d'ensemble et sur la durée.*

## « Nous ne pouvions pas tout dire »

Être président du Conseil scientifique, c'est accepter d'exercer et d'exprimer publiquement le rôle d'interface entre les sphères scientifique et politique. Ce rôle, je l'avais déjà pratiqué à plusieurs reprises dans le passé. À l'époque critique du VIH, au début des années 2000, Françoise Barré-Sinoussi, Michel Kazatchkine et moi avions préparé le président de la République Jacques Chirac à publier une intervention décisive en faveur de l'accès aux antirétroviraux pour les patients au Sud. Plus tard, j'étais intervenu auprès de la ministre de la Santé Marisol Touraine pour la convaincre de deux stratégies majeures et politiquement sensibles : d'une part, l'éradication de l'hépatite C était possible, et à cette fin il fallait décider de généraliser progressivement le traitement alors que les premiers résultats sur de grandes cohortes se faisaient seulement jour ; d'autre part, assumer la stratégie proposant aux publics les plus exposés au VIH, en premier lieu la communauté homosexuelle, d'employer des antirétroviraux préventifs, dits PrEP – donc remboursés –, en substitut des préservatifs. Voilà quelques exemples d'expériences concrètes de cette interface, qui m'ont amené à une exposition médiatique. Pour le reste, j'avais présenté aux journalistes spécialisés des résultats de recherches, mais à leurs yeux j'étais alors « le savant ».

Lorsque j'acceptai la présidence du Conseil scientifique, je n'étais donc ni novice ni naïf. Il y avait toutefois quelques différences de taille que je n'avais initialement pas mesurées. À l'époque du VIH, la communication s'était étendue sur treize années – là, je saisissais bien qu'elle serait immédiate, permanente, hypersensible – ; lors de mes engagements précédents, VIH compris, mes interlocuteurs étaient des journalistes spécialisés en médecine et en sciences, plus nombreux et mieux formés ; les réseaux sociaux et les chaînes d'information en continu n'existaient pas – ou, pour ces dernières, étaient balbutiantes. La confrontation à cette configuration, à cette réalité nouvelles a été d'une grande violence – en dépit des conseils, précieux, dispensés par une grande professionnelle de la communication, Marie-Christine Simon, avec qui j'avais travaillé dans le cadre de l'Agence nationale de recherches sur le SIDA et les hépatites virales (ANRS) et du Comité consultatif national d'éthique (CCNE) et qui a assisté aux 300 réunions du Conseil scientifique.

Notre première décision a été d'ignorer les réseaux sociaux. À titre personnel et au nom du Conseil scientifique, nous nous en sommes délibérément affranchis. Nous ne communiquions pas, c'est-à-dire que nous n'émettions pas, ne lisions pas, ne commentions pas de message – ou alors de manière extrêmement ponctuelle. Mon indifférence naturelle aux critiques que je peux susciter sur la toile n'y est pas étrangère. Au sein du CCNE où j'ai eu jusqu'ici la même attitude, d'aucuns, parmi les plus jeunes membres, m'en font toujours le reproche. Dans le cadre de la gestion du Covid-19, mon intransigeance a peut-être constitué une erreur stratégique. Mais avions-nous les moyens d'agir autrement ?

Une fois notre « organisation communication » déterminée vis-à-vis des médias classiques, et une agence spécialisée recrutée pour filtrer et hiérarchiser les sollicitations – jusqu'à 40 par jour –, nous nous sommes tenus à une règle de conduite : communiquer sur nos avis, les expliciter et les commenter, et ce dans un contexte indépendant de la communication des autorités. Rester strictement à l'intérieur du périmètre scientifique, ne pas s'aventurer dans celui de la politique. Entre membres, nous nous coordonnions afin de nous répartir les interventions, de délimiter les frontières du contenu, et d'assurer à nos messages d'être cohérents. Parmi nous, certains étaient mieux disposés aux pratiques médiatiques ; parfois par maladresse, excès de confiance ou tentation narcissique, quelques paroles enfreignirent nos règles ; mais, dans l'ensemble, nous avons bien respecté cette discipline, complexe.

Trois ans plus tard, l'heure est aux enseignements. Et ils sont, dans l'ensemble, sévères.

Moi qui jusqu'alors dialoguais avec des journalistes spécialisés en sciences me suis confronté à des professionnels généralistes politiques. Et, surtout, *commentateurs*. Les niveaux de traitement étaient inégaux. Parfois, au sein même d'une rédaction coexistaient le meilleur et le pire du métier. Il y a eu aussi de bonnes analyses, comme dans la matinale de France Inter, de France Info, de RTL, l'émission « C dans l'air » (France 5), dans les colonnes du *Monde*, de *Libération*, des *Échos*, du *Parisien* et de grands titres de province, dont la couverture fut propre, fouillée. Nombre de nos interlocuteurs journalistes étaient vierges de toute connaissance médicale – ils n'avaient ni le temps ni sans doute le goût de se former au sujet, et d'ailleurs nous avions dispensé au printemps 2020 trois séances d'information et de décryptage auprès de leur communauté – et compensaient leurs grandes lacunes par des préjugés, des angles ineptes, une propension systématique à politiser le sujet. Et à exciter le commentaire, à provoquer l'étincelle susceptible de déclencher la foudre et donc d'enflammer l'audience. Or l'humilité propre aux scientifiques et plus encore aux médecins se traduit par la prudence des propos, contraire aux prises de risque et aux écarts de conduite encouragés par certains médias. Les membres du Conseil scientifique ont, globalement, plutôt bien résisté à ces exhortations souvent ourdies avec grande habileté. Mais ils n'ont pas pu être irréprochables. Moi-même d'ailleurs y ai succombé.

C'était un dimanche soir, fin janvier 2021, sur BFMTV. Un long entretien, plutôt réussi, en conclusion duquel j'outrepassais mes prérogatives et prenais position en faveur d'une recommandation que le chef de l'État, seul habilité aux traductions politiques des avis du Conseil scientifique, n'avait pas encore arbitrée. J'ai tiré les leçons de cet impair. Par la suite, j'ai raréfié mes interventions, je n'ai accepté presque que les formats individuels, et je me suis tenu à une tactique malicieuse que Georges Marchais n'aurait pas déjugée (*rire*) : je me plaçais devant le micro, je voulais irrépressiblement placer mes messages dans le temps imparti (souvent court) ; à cette fin, je ne répondais pas aux questions, ou plutôt je commençais d'y répondre évasivement puis obliquais aussitôt vers l'idée, même éloignée, que je voulais faire passer…

Bien sûr, nous ne pouvions pas « tout dire ». Nous avons fait en sorte de ne pas mentir, mais il aurait été irresponsable de livrer en pâture médiatique chaque nouvelle information que nous réceptionnions. Irresponsable d'un point de vue sociétal comme politique, surtout si ces informations étaient susceptibles de provoquer ici la panique, là le découragement. Le mot d'ordre était d'être vraiment transparents sur ce que nous communiquions, y compris sur nos doutes ou nos méconnaissances. Il était donc, aussi, d'arbitrer en amont et de taire ce qui potentiellement pouvait fragiliser notre objectif à tous : combattre le virus. Pour ces raisons, quelques rares notes que nous avons produites n'ont pas été diffusées par les services de l'État, et nous-mêmes au sein du Conseil scientifique avons fait le choix à l'époque de ne pas les rendre publiques. L'une d'elles est emblématique.

Nous sommes au premier trimestre 2021, dans la période si tendue entre l'Élysée et nous. L'arrivée des vaccins est synonyme d'immense espoir, mais son succès est conditionné par l'accueil que la population leur réserve. Hors de question donc de distiller quelque donnée à même d'innerver le doute ou, pire, de dissuader. Au sein du Conseil scientifique, nous sommes alertés sur de lourdes interrogations concernant l'efficacité véritable desdits vaccins, surtout au moment où de nouveaux variants font irruption. Des travaux conduits sur les animaux inquiètent ; l'immunité post-infectieuse liée au SARS-CoV-1 apparaît « faible et non durable », et des essais de vaccins chez l'animal ciblant des équivalents du SARS révèlent des mécanismes d'échappement immunitaire extrêmement fréquents. Ces deux signaux d'alerte, nous les recueillons en février, au moment où les autorités, contre notre recommandation, décident de différer le déclenchement d'un nouveau confinement. Ces deux notes du Conseil scientifique n'ont pas été rendues publiques, à l'époque, par les autorités.

### CNews, le ver dans le fruit

L'examen du traitement médiatique nécessite de le morceler selon les périodes. Lors des premiers mois, ceux notamment du premier confinement, la plupart des médias ont exercé un rôle d'explication plutôt juste. Ils étaient, comme nous d'ailleurs, dans la sidération du moment, l'illisibilité à moyen et même à court termes, et leur travail plutôt factuel couvrait la réalité sanitaire et sociétale quotidienne. Quand bien même l'exploitation qu'ils firent des promesses de l'hydroxychloroquine, du polémiste Didier Raoult, ou l'égrainement permanent et funeste du « bilan » des décès et des hospitalisations furent contestables. De notre côté, dès le mois d'avril nous avions consacré aux journalistes trois grandes sessions de formation au volet scientifique du Covid-19. Au cours de cette première phase, les experts et les journalistes scientifiques occupaient une place prépondérante sur les plateaux de télévision et de radio. Bien sûr, certains d'entre eux outrepassaient leurs compétences et s'aventuraient sans vergogne sur des terrains minés, mais je reconnais aux médias d'avoir alors exercé leur mission avec l'objectif d'être pédagogues.

C'est alors que l'interprétation politique de la pandémie a relégué et presque disqualifié l'enjeu sanitaire. Celui-ci est apparu comme seulement la matière, le faire-valoir d'un traitement politique et même partisan. Ainsi les journalistes scientifiques ont été écartés, leurs consœurs et confrères politiques ont pris le pouvoir au sein des rédactions, et ce prisme, conjugué à leur méconnaissance, à leur inexpérience des sujets scientifiques, a entraîné l'information dans de regrettables dérives. Leur domaine de compétences et le champ de connaissances des scientifiques ne partageaient rien de commun, si bien qu'aux yeux des premiers le crédit des seconds était trop faible pour que s'instaurent respect et confiance mutuels. Alors que les chaînes d'information en continu retrouvaient leur terrain de prédilection, elles pouvaient se livrer une véritable compétition d'audience et à cette fin surenchérir dans l'excès, voire l'outrance. La participation de scientifiques aveuglés par leur narcissisme, fascinés par cette subite mise en lumière ou sans maîtrise des codes communicationnels, celle de pseudo-scientifiques jouant de la crédulité des journalistes et sans limites dans leurs interprétations ont alors dévoyé l'objet des plateaux de télévision – et sans doute « pesé » sur l'opinion publique et, concomitamment, sur des arbitrages émis par les autorités.

À ce jeu, CNews – que j'avais fait le choix, pour des raisons de « valeurs personnelles », de ne pas fréquenter – s'est comportée en « exemple » : l'information a presque disparu, l'espace a été phagocyté par les polémiques, les plateaux ont été trustés par un éventail de commentateurs illégitimes, et les (rares) journalistes se sont mués eux-mêmes en pyromanes. Ses bonnes audiences ont décentré les chaînes concurrentes vers des modèles mimétiques, et la spirale inflationniste du *buzz* s'est enflammée. Jusqu'à mettre en rivalité des scientifiques ou des médecins les uns contre les autres. Je me suis ému de ces graves dérives à deux reprises auprès de l'Autorité de régulation de la communication audiovisuelle et numérique (ARCOM), sans effet. Ce qui continue de me troubler.

Les chaînes d'information en continu ont pour contrainte d'occuper l'espace jusqu'à vingt heures par jour. Pour cela, elles fonctionnent par grands thèmes – avant-hier les Gilets jaunes, hier le Covid-19 ou Éric Zemmour, aujourd'hui l'Ukraine, la sécheresse, l'inflation –, qu'elles animent avec des moyens journalistiques somme toute modestes – voire anémiques s'agissant de CNews. Les profils d'experts (plus ou moins légitimes) et de commentateurs (d'autant plus appréciés qu'ils déclenchent ou avivent la querelle) sont donc recherchés pour « combler les trous ». Traiter politiquement un sujet comme la crise pandémique suscite bien plus volontiers de controverses, de visibilité, et la composition de plateaux antagonistes et strictement polémiques est plus aisée à construire. Et lorsque l'approche est contaminée par des considérations idéologiques et partisanes, comme c'est le cas de CNews, cela prend des proportions délétères. Cette monomanie thématique cultivée dans l'obsession de la polémique et de l'audience sert sans doute l'intérêt publicitaire et économique ; mais était-elle appropriée à un traitement exhaustif et pédagogique, intègre et utile d'un sujet aussi crucial et dévastateur que celui de la pandémie ? Évidemment, non. Évitons toute méprise : il ne s'agit pas de contester les conditions d'exercice de l'information et encore moins la liberté d'informer, mais l'éthique de l'information n'appelle-t-elle pas à conscientiser l'exercice de la responsabilité ?

### Des pouvoirs publics « sans pilote dans l'avion de l'information »

L'exposition médiatique de la crise du Covid-19 inspire une autre lecture, celle-ci tournée vers les pouvoirs publics. Comment l'État peut-il, doit-il organiser sa réponse aux sollicitations de la presse en cas de crise majeure ? Autrefois, toute période sensible, particulièrement en temps de guerre, donnait lieu à l'intervention d'un ministère dédié, baptisé « de l'Information ». Beaucoup reste à « dire » sur cette tutelle, à des époques où la liberté d'informer était largement contrariée. En revanche, elle avait un mérite : assurer que la parole publique soit réfléchie, limpide, homogène. En l'occurrence, la stratégie d'information et de communication de l'État s'est révélée très perfectible. Perfectible, c'est-à-dire inégale, déséquilibrée, parfois incohérente.

En effet, ont coexisté des paroles d'un calibre et d'un contenu disparates. Celle du président fut forte, plutôt rare, et prononcée à des moments stratégiques. Celle du ministre de la Santé Olivier Véran, omniprésent dans les médias, était complexe ; il l'a exercée du mieux qu'il a pu, en dépit d'un degré de crédibilité contesté. Celle du directeur général de la Santé Jérôme Salomon, diffusée au début à coups de décès, d'hospitalisations et de guérisons presque quotidiens, fut, à la longue, anxiogène, alors qu'il aurait pu être plus utile de partager une vision médicale et d'expliciter les décisions politiques ; mais en avait-il la liberté ?

Les porte-parole du gouvernement ont alterné le pire et le très professionnel : Gabriel Attal a effectué une prestation sans véritable fausse note, parfois même brillante – et a su avec opportunisme saisir l'occasion d'une mise en lumière médiatique et d'une percée politique utiles pour ses ambitions ultérieures. Le secrétariat général de l'information du gouvernement a peu existé : il a fourni de la matière, mais n'a fixé aucun cap. En résumé de cette photographie hétérogène et désordonnée, il a « manqué un pilote dans l'avion de l'information ». Une fonction coordonnant les paroles publiques et incarnée par une personnalité respectée dans cette profession aurait été fort utile. Une fonction aussi qui conseille les acteurs publics de la santé sur l'emploi des réseaux d'alerte : comment utiliser à bon escient les réseaux sociaux en tant qu'outils de discussion, d'information, et donc aussi d'alerte ?

# Une géopolitique bouleversée

*Au début de la pandémie, les régimes autoritaires ont donné l'impression de mieux gérer la crise. Au fil des mois, cette perception s'est liquéfiée, et le cas symptomatique de la Chine, triomphante jusqu'en 2021 puis déconfite fin 2022, a fait indirectement la démonstration des attributs des démocraties. Lesquelles, lorsqu'elles sont rassemblées et solidaires comme en Europe, font honneur au vieil adage : l'union fait la force.*

## L'Europe sort renforcée

L'analyse des stratégies de gestion de la crise aux quatre coins du globe le démontre de manière claire : la démocratie a, dans l'ensemble, triomphé. Communément « on dit » que les démocraties en Europe (surtout à l'ouest) et la démocratie européenne sont en perte de vitesse : la gestion du Covid-19 invalide totalement ce jugement. À l'autre extrémité du spectre des régimes politiques, ce que la Russie et la Chine ont déployé a été un échec. Entre les deux, des démocraties d'habitude solides ont gravement pâti des orientations prises par leurs dirigeants. Le Brésil de Jair Bolsonaro en est l'exemple le plus frappant. Dans une moindre mesure, les États-Unis de Donald Trump aussi – la remarquable dynamique d'innovation qui a abouti à la création des vaccins ne peut masquer une surmortalité singulière, liée à une organisation de la santé publique et à des mesures de protection du virus dans certains États tout à fait inadaptées, en particulier pour les populations afro-américaines et hispaniques, les plus fragiles.

Quels enseignements l'Europe doit-elle tirer de cette épreuve ? Assurément que la santé est une cause partagée, un enjeu transnational. On l'a constaté dès les prémices de la pandémie : penser que fermer les frontières bloque l'importation du virus est une chimère, croire que chaque nation peut, isolément des autres, apporter une parade est illusoire ; seule une réaction pensée et coordonnée au niveau international peut faire rempart à une telle attaque.

Le sujet de la compétence européenne en matière de santé est sensible. Lors de la formation de la Commission européenne à l'issue des élections de 2019, la suppression du poste de commissaire européen à la santé (et à la sécurité alimentaire) fut même évoquée – il est aujourd'hui exercé par Stella Kyriakides. Les raisons ? La santé est un bien souverain, la « partager » serait donc incongru. Par ailleurs, d'aucuns militaient pour que ce commissariat soit dilué dans celui dédié à l'innovation, inféodant alors la santé à l'industrie pharmaceutique et à ses géants. Il a fallu se battre. Une tribune titrée « Il faut conserver un commissaire européen de la santé ! » que j'ai cosignée dans le supplément « Science et Médecine » du *Monde* au nom du think tank « Santé mondiale 2030 » le rappelant sans détour : santé et innovation sont certes imbriquées, mais ce qui relève de la santé publique est disjoint et doit absolument échapper aux influences et aux enjeux de l'industrie pharmaceutique. Finalement, ce commissariat dédié a été conservé. Je n'ose imaginer ce qu'il serait advenu de la crise pandémique dans le cas contraire.

En février-mars 2020 dominait la tentation de la plupart des pays d'adopter des mesures nationales sans vraie concertation avec le reste de l'Europe. Fermeture des frontières, gestion nationale des masques, calendrier anachronique des confinements… l'irruption de la pandémie mit en lumière une gestion désordonnée et extrêmement difficile, l'absence de coordination conférant à chaque État la souveraineté de sa stratégie. Il faudra patienter plusieurs mois pour que cette Europe de la santé prenne véritablement son envol ; l'inflexion à l'automne 2020 correspond à l'arrivée prochaine des vaccins. La nécessité – pour des raisons sanitaires mais aussi économiques – de mettre en place une politique commune d'acquisition et de répartition des doses devient, pour l'Europe de la santé, une opportunité de se construire.

Et cela autour d'une question simple : l'intérêt de chaque pays est-il de négocier en direct avec les laboratoires ou de mutualiser sa commande avec celle des autres pays de l'Union européenne ? Le commissariat à la santé, mais aussi celui du marché intérieur piloté par le Français Thierry Breton vont réaliser un travail capital : ils font la démonstration du bien-fondé d'une politique commune et coordonnent les commandes puis les achats. Dans cet arbitrage, la France exerce un rôle déterminant, vis-à-vis notamment de l'Allemagne au départ plutôt encline à faire cavalier seul. Sans cette stratégie collective, nul doute que le coût affecté à chaque pays se serait révélé bien plus substantiel. Plus grave, il est probable que la dispersion des démarches aurait mis en danger les volumes d'acquisition et le calendrier des livraisons. Dans ce type de négociation avec l'industrie pharmaceutique, tout est, par nature, rapport de force ; il est évident que celle d'un bloc uni de 450 millions d'habitants pèse bien plus favorablement que celle de chaque pays qui le compose. Autres intérêts, même moins cardinaux : les pertes des doses ont été maîtrisées, les pays d'Europe de l'Est et ceux à ressources limitées ont profité en partie des surplus – les doses du vaccin AstraZeneca écarté en mars 2021 pour ses effets secondaires sur les populations plus jeunes ont pu être redirigées au profit des populations éligibles de ces autres pays.

Les bienfaits de cette coordination européenne ne se réduisent pas à la stratégie vaccinale. Les conseils scientifiques nationaux ont appris à coopérer, ensemble ils ont défini un certain nombre d'actions déterminantes et ainsi ont consolidé l'approche unitaire décidée et appliquée par la Commission. Pour exemple en juillet 2021, la propagation d'un variant particulier Gamma sur un territoire couvrant la Lorraine, le Luxembourg et l'Allemagne frontalière ; la concertation a été immédiate et fluide, les bases de données ont été aussitôt partagées, le dispositif de surveillance s'est révélé performant. Voilà une brique supplémentaire et précieuse à l'édification d'une vision européenne de la santé, qui a vocation à compléter les politiques domestiques sans les disqualifier ou s'y substituer – les conditions d'accès aux soins et de financement des soins sont trop hétérogènes et trop liées aux cultures nationales pour être diluées dans une approche uniforme. La souveraineté des politiques nationales ne peut être remise en cause, en revanche l'épreuve du Covid-19 a mis en lumière l'impérieuse nécessité de dépasser ces souverainetés et d'accéder à une coordination européenne. On peut donc l'affirmer : l'Europe en général – sur les plans politique, économique, financier – et celle de la santé en particulier sortent grandies de l'épreuve.

**L'OMS, à quoi sert-elle ?**

Beaucoup a été « dit » lors de la pandémie sur les errements initiaux de l'Organisation mondiale de la santé. Il est important de rappeler que, contrairement aux idées reçues, l'OMS ne dispose pas d'un budget conséquent et a pour prérogative d'organiser la riposte sanitaire sur le plan mondial seulement avec l'accord et l'appui des États membres. Ses financements relèvent des contributions fixées (indexées sur leur PIB) et volontaires des États membres – à titre d'exemple, en 2022 la France apportait une contribution fixée de 21 millions de dollars, et volontaire (donnée cumulée 2020 et 2021) de 7 millions de dollars. Chacun des 194 États membres est libre des informations et des initiatives qu'il confie à l'OMS, et donc l'immense disparité des réalités et des enjeux géopolitiques nation par nation constitue d'elle-même une entrave. Le Covid-19 a été perçu – trivialement – comme une maladie « frappant les vieux des pays riches du Nord » ; dès lors, difficile de faire admettre aux pays à ressources limitées, dotés d'une population jeune et moins affectés par la pandémie, de subir les mêmes contraintes.

Dans ce contexte, le rôle de l'OMS fut d'« alerter ». Fut, ou plutôt aurait dû être. Et c'est bien parce qu'elle a en partie failli dans cette responsabilité qu'elle s'est retrouvée en situation difficile. Elle a été informée dès décembre 2019 de l'apparition du virus, puis les autorités chinoises lui ont transmis très tôt les éléments de séquençage – sans doute est-ce là leur unique geste de transparence –, or elle a tardé à prononcer publiquement le spectre pandémique. La place, centrale, que la Chine occupe dans le dispositif de l'OMS a-t-elle compté dans le caractère tardif de l'annonce ? L'hypothèse est fondée.

Autre prise de position très tardive : l'utilité des masques. C'est seulement au cœur du printemps, en avril 2020, que l'Organisation proclame la double action protectrice des masques – pour soi et surtout, lorsqu'on est infecté, à l'égard des autres. Jusqu'à cette date, les gouvernements des États ne pouvaient compter sur aucune recommandation de l'OMS. Cela a eu des conséquences, dans de nombreux pays, sur les retards à la décision.

L'hétérogénéité des situations – celles de la Tanzanie, de l'Italie, de la Grande-Bretagne ou de la Nouvelle-Zélande avaient peu en commun – a complexifié le rôle de l'OMS. Comment porter une vision et des recommandations globales – c'est sa responsabilité – quand dominaient tant de différences, y compris des parades décidées par les États ?

La légitimité de l'OMS n'a pas cessé d'osciller. Elle a été restaurée au cours de l'été 2020, lorsque la structure a exhorté à ne pas se réjouir du ralentissement de la pandémie et a prévenu de sa très probable résurgence ce qui fut pris en compte avec retard par de nombreux États. Elle s'est ensuite consolidée lorsqu'elle a accompli un travail précieux de centralisation et de coordination des informations sur les nouveaux variants et sur l'importance du séquençage. Mais elle s'est à nouveau en partie écroulée face au sujet vaccinal.

En effet, l'OMS exerce un rôle majeur dans le domaine des épidémies et donc des vaccins planétaires. C'est le cas, par exemple, des vaccins antigrippaux : un comité spécifique d'experts détermine chaque année le type de variant retrouvé l'hiver dans les pays du Sud et supposé être dominant l'hiver suivant dans les pays du Nord. C'est ce variant qui est discuté avec l'industrie pharmaceutique pour produire le vaccin adapté. C'est donc l'OMS qui repère, dissèque, formalise, recommande puis donne le feu vert. Cette responsabilité, d'aucuns ont imaginé en toute logique que l'OMS l'applique au Covid-19. Plus précisément, en fonction de l'évolution de la pandémie et de l'irruption des nouveaux (sous)-variants, qu'elle participe concrètement à définir les stratégies de vaccination, détermine un calendrier vaccinal, et fixe à l'industrie pharmaceutique une direction vaccinale. Rien de cela ne s'est produit. Le comité vaccin de l'OMS n'a pas seulement renoncé à prendre le leadership : il a complètement perdu le pouvoir, qu'il a abandonné à l'industrie pharmaceutique. Or ça n'a pas été sans conséquence.

L'industrie pharmaceutique ne manque évidemment pas d'expertise. Mais à quel dessein la réserve-t-elle ? Là est la – sempiternelle – question. En l'occurrence, à l'automne 2021, après la première grande vague de vaccination au Nord, elle a fait le choix de cibler les nouveaux vaccins bivalents sur le variant initial et Omicron – moins pathogène et beaucoup plus transmissible – ; combiner le variant initial avec un variant des familles

Alpha, Bêta, Gamma ou Delta aurait eu le mérite de protéger contre des virus plus pathogènes. Cet arbitrage a été décidé par les seuls laboratoires, sans que le comité des vaccins de l'OMS y exerce un rôle majeur. Cette mise à l'écart fut un choix stratégique discutable, et illustre la perte, fondamentale, d'influence de l'OMS. Imaginons que survienne un nouveau variant, particulièrement pathogène ; les fabricants de vaccins ont beau affirmer que le temps de dissémination sur la planète leur laissera le temps de bâtir une riposte à un nouveau virus, qui est prêt à prendre le risque ? Pas moi. Or face à une propagation rapide et pathogène, l'offre, qui a été décidée par les laboratoires et de l'orientation de laquelle l'OMS a été écartée, peut se révéler non adaptée. C'est seulement en juin 2023 que le comité vaccin de l'OMS a repris son rôle essentiel, pour recommander une stratégie vaccinale pour l'hiver 2023-2024 ; mais ce sursaut est très tardif.

Autre erreur : l'OMS a suggéré, dans les pays du Sud, de vacciner tout le monde indistinctement. C'était irréalisable, et surtout inapproprié au vu de la courbe démographique, très spécifique. Les vaccins auraient dû être réservés en priorité aux personnes les plus âgées et aux soignants, qui composent environ 20 % de la population : une stratégie qui se serait révélée bien plus réaliste et efficace.

Certes l'OMS ni ne possède de véritables moyens financiers ni n'est habilitée à organiser les systèmes de santé des États membres. En revanche, sur un sujet aussi cardinal que le Covid-19 (20 millions de décès selon l'OMS) qui est au carrefour d'enjeux et de stratégies pluriels – en matière de science, d'innovation, de technologie, d'industrie et bien sûr d'éthique – réclamant de solides recommandations et une coordination, une vision, une autorité impartiales, elle aurait dû être incontournable. La réalité est qu'elle a été ostensiblement contournée, ou plutôt qu'elle s'est laissé esquiver au profit de collaborations multilatérales. Une réflexion urgente sur son périmètre de ressources, d'actions et d'autorité doit absolument être menée. Faut-il attendre, pour s'en préoccuper, qu'une nouvelle pandémie déferle ?

**La Chine, d'abord triomphante puis vaincue, puis…**

Entre le moment où j'écris ces lignes et celui où elles seront lues, peut-être constatera-t-on un écart, voire l'obsolescence d'une partie de mon propos. Trop peu de ce qui se passe en Chine depuis la propagation du virus est transparent, lisible, prévisible. La communauté internationale ne dispose pas d'indicateurs fiables sur les véritables données épidémiologiques du Covid-19. Combien de morts ? De quels variants ? Quels sont les effets virologiques, à court, moyen et long termes, d'un Xième déconfinement, brutalement décidé au début de l'hiver 2022-2023 – après que la population s'est révoltée et que le 20e congrès du Parti communiste s'est tenu ? La chape de plomb dont le régime coiffe la gestion de la pandémie autorise toutes les supputations. Et ne manque pas d'inquiéter, y compris sur les enjeux éthiques et démocratiques.

Aux prémices de la crise, les autorités ont vraisemblablement différé de quelques semaines l'annonce de la survenue des premiers cas à Wuhan (voir le chapitre « Penser “One Health” »). Mais il faut reconnaître à cette immense nation scientifique d'avoir immédiatement procédé à son séquençage et partagé les résultats avec le reste du monde ; c'était d'ailleurs la première fois qu'un pays non occidental accomplissait une telle prouesse dans le cadre d'une pandémie – qu'il s'agisse d'Ebola (repéré pour la première fois au Soudan et en République démocratique du Congo, puis en Guinée en 2014), du SARS-CoV-1 (en Chine) ou du MERS-CoV (en Arabie saoudite), les souches prélevées avaient été analysées dans les Centres pour le contrôle et la prévention des maladies (CDC) d'Atlanta ou dans le laboratoire P4 de Lyon. Preuve des immenses progrès de la Chine dans les domaines scientifique et médical. Mais une fois ce partage fluide des données accompli, le pays s'est immédiatement et hermétiquement refermé. Dès lors, aucune information en provenance de Wuhan ou de Pékin n'a plus jamais filtré, les relations entre scientifiques chinois et collègues du reste du monde se sont figées. La réunion de l'OMS mi-février 2020 cristallise cette bascule : les scientifiques chinois (en vidéo) sont mutiques, observent sans s'exprimer. La communauté scientifique mondiale réunie à Genève comprend ce jour-là que le régime de Xi Jinping reprend définitivement la main politique sur la science.

En 2020-2021, pendant qu'une partie du pays est plongée dans des confinements successifs, la planète observe, sans aucune interaction avec elles, les autorités déployer une stratégie « zéro Covid-19 » inédite. *A priori*, et nonobstant des contraintes de liberté, de circulation et de commerce considérables, la stratégie semble porter ses fruits. Le régime cherche à en tirer un profit d'image vis-à-vis de sa population comme du reste du monde : « Regardez comme nous sommes capables de gérer la pandémie pendant que les démocraties sont dévastées par le virus ! » Les enjeux sanitaire et (géo)politique sont consubstantiels : le succès de la stratégie sanitaire doit servir la vision politique domestique et internationale – notamment à l'égard de l'Afrique, que le pouvoir chinois a entrepris d'investir depuis plusieurs années. Premier round donc en faveur de Pékin. Et qui ne manque pas de questionner jusqu'en Occident : face à un tel séisme, nos démocraties ne sont-elles pas inadaptées ? L'autoritarisme n'est-il pas la meilleure voie ?

Fin 2021, l'arrivée des vaccins puis du variant Omicron nettement plus transmissible provoque un changement radical et inverse la photographie.

Les autorités chinoises vont superposer les erreurs. Elles décident de fabriquer leurs propres vaccins, qui se révèlent sensiblement moins performants que les vaccins mRNA et qu'elles exportent massivement sur le continent africain – ils constituent un argument puissant de leur tactique diplomatique *soft power* – ; elles poursuivent leur stratégie « zéro Covid-19 » ; cette dernière justifie à leurs yeux le déploiement d'une politique vaccinale légère et non adaptée. En effet, priorité est réservée aux jeunes afin d'assurer la bonne marche de l'économie ; la population âgée, culturellement plutôt rétive aux vaccins, est traitée de manière secondaire. La Chine a donc vacciné peu, à partir d'un vaccin peu efficace, et a délaissé la population la plus vulnérable et à risque.

Elle traverse toutefois l'année 2021, semble-t-il, sans trop de « dégâts ». Elle résiste aux vagues des variants Alpha et Delta, plus transmissibles mais peu résistants aux vaccins. Puis survient Omicron, dont le degré de transmission est au moins dix fois supérieur aux variants initiaux. Il modifie en profondeur la situation sanitaire du pays. Au prix d'une politique sans précédent, additionnant les confinements partiels jusque dans les principales mégalopoles – imagine-t-on Shanghai « sous cloche » pendant les mois d'avril et de mai 2022 ? –, multipliant les pratiques liberticides les plus dures – déportations brutales des personnes positives, séquestration dans des appartements emmurés –, le pays semble malgré tout « tenir ». Et la population accepter que les autorités déploient, au nom de la lutte contre le virus, une stratégie technologique inédite de contrôle tentaculaire (reconnaissance faciale, traçabilité des déplacements et des comportements).

L'irruption du sous-variant BA.5 d'Omicron brise alors le fragile édifice. Le 20e congrès du Parti communiste chinois se profile (16-22 octobre), l'enjeu politique devient alors hégémonique et relègue la préoccupation sanitaire au second plan. Quelques experts scientifiques osent exprimer leur angoisse, mais elle est muselée puis méprisée par le régime. La pression de la population et les injonctions d'une économie durement affaiblie conduisent les autorités, une fois le congrès achevé, à tomber la garde. Le déferlement viral est, vraisemblablement, d'une violence inouïe. Le mutisme et les mensonges du régime sur les manifestations réelles de cette submersion autorisent toutes les hypothèses. Il reste de la vision chinoise une conclusion, simple : tant qu'elle prévalait, la stratégie « zéro Covid-19 » dissimulait les répercussions d'une politique vaccinale inappropriée ; depuis qu'elle a volé en éclats, qu'est-il advenu ? Personne ne sait vraiment, rien n'a filtré sur la situation sanitaire véritable. Sur la ligne d'arrivée, ce sont bien les démocraties et leur conception de *vivre avec le virus* qui l'ont emporté sur l'autoritarisme qui a par ailleurs bafoué, comme souvent, les grands principes éthiques.

## Une société aujourd'hui plus forte et mieux armée ?

*« La crise pandémique est définitivement derrière moi, elle n'est plus qu'un vieux souvenir et j'ai retrouvé ma vie d'avant » : ainsi pensent nombre de citoyens. C'est « leur » réalité. Mais ce n'est pas « la » réalité, tant d'immenses bouleversements malheureux et opportuns – certains encore difficiles à mesurer, voire invisibles ou même en gestation – modifient, parfois en profondeur, l'existence individuelle et collective. Cette réalité finalement plurielle n'a pas fini de se livrer.*

La crise du Covid-19 a provoqué des séismes ou des transformations dont les répercussions durables sont encore difficiles à mesurer. Par le passé, de grands mouvements sociétaux sont apparus à la faveur d'événements – souvent dramatiques –, mais ils n'ont fourni leur pleine expression que plus tard. Ainsi la Première Guerre mondiale a propulsé les femmes aux commandes pendant que leurs père, époux ou fils combattaient et mouraient sur le front ; de là date la genèse d'une autonomie et d'une émancipation qui n'ont pris forme que des décennies plus tard.

Plus généralement, une double question centrale traverse la quasi-totalité des bouleversements sociétaux que la crise pandémique a – supposément ou concrètement – provoqués : sortons-nous encore plus individualistes et égoïstes ? ou avons-nous (re)découvert les vertus de la collectivité et de la solidarité ? Sommes-nous devenus plus irréversiblement technologistes ? ou aspirons-nous à restaurer les relations humaines ?

Des changements profonds sont perceptibles, d'autres se sont accélérés ou sont à venir, d'autres enfin ont avorté, qui affectent toute la société. Ces alternatives s'appliquent à un large champ de sujets. Quelques exemples : la poursuite de la mondialisation ou la relocalisation de la production ; le retour dans les salles de spectacle ou l'hégémonie des plateformes de streaming ; le déplacement sur les lieux de vie (restaurants, magasins, etc.) ou le recours massif aux livraisons à domicile ; le télétravail prépondérant ou seulement complémentaire ; les déplacements maintenus ou supplantés par les visioconférences ; la vie à la campagne ou dans une métropole, etc. Jusqu'où l'espèce humaine s'est-elle adaptée et a-t-elle engagé une bascule définitive dans certaines circonstances ? Au niveau plus individuel, certains évoquent en post-Covid une épidémie de fatigue, difficile à cerner et à quantifier, et pourtant bien présente. À l'inverse, on sent bien en parallèle un profond désir d'oublier et de passer à autre chose… qui lui non plus n'est pas bien défini.

Coiffant ces interrogations domine celle de l'équilibre entre nouvelles technologies et rapports physiques. Et en filigrane la menace d'une altération des relations humaines, et même le péril d'une déshumanisation des rapports sociaux. Des situations témoignent d'un retour à la normale, voire d'un supplément d'activité : restaurants et cafés sont bondés, le tourisme a retrouvé ses couleurs, théâtres et salles de musique ou de danse font le plein. D'autres sont encore dans l'expectative, attendent d'être corrigées par le temps et le bon sens – les meilleures armes pour atteindre un point d'équilibre –, ou ont déjà adopté une transformation radicale.

Il est trop tôt pour se prononcer. Il est clair que les chercheurs en sciences humaines et sociales disposent d'une fabuleuse matière de recherche et de travail pour les prochaines années.

### La société sort (plutôt) grandie

La société française sort-elle grandie ou appauvrie de l'épreuve pandémique ? Il est difficile de proposer *une* réponse, tant l'éventail des situations personnelles révèle une immense disparité. Comment produire un commentaire unique dès lors que la personne à laquelle on s'adresse a traversé le confinement dans la joie et le ressourcement ou la solitude et la violence ? a été épargnée par le virus ou a perdu un être cher ? a tiré des circonstances un profit économique ou a perdu son entreprise ? Nonobstant cette prévention, essentielle, plusieurs arguments accréditent l'hypothèse que la société a quitté renforcée la pandémie.

La plupart des Français ont traversé le premier confinement de mars 2020 certes dans la sidération et la peur, mais aussi dans l'excitation, aventurière, de l'inédit. Nombre d'entre eux ont extrait de cette expérience des ressources nouvelles, à la fois introspectives, familiales, professionnelles qui ensuite les ont orientés *ailleurs* – qu'il s'agisse de centres d'intérêt, de travail, de lieu de vie. Nombreuses sont les confessions de parents qui ont profité de cette suspension pour retrouver avec leurs enfants un climat de dialogue, de partage qui s'était étiolé. Même des cercles amicaux se sont revitalisés, à la faveur d'outils technologiques et d'une disposition au temps qui ont réveillé des relations endormies. Bien sûr, les conditions de logement étaient très inégales d'un foyer à l'autre et ont joué un rôle majeur sur le ressenti. Mais tout de même, le sentiment que les plus aisés de la population étaient eux aussi cloîtrés a favorisé l'acceptation. Et nul doute que l'exceptionnelle mobilisation des soignants au paroxysme de la crise sanitaire a irradié dans les consciences.

La succession des contraintes – port du masque, gel hydroalcoolique, distanciation physique, couverture vaccinale, pass sanitaire, deuxième puis troisième confinement, etc. – à partir du déconfinement jusqu'à la fin des restrictions n'a pas provoqué de levée de boucliers. Soyons objectifs : sans l'apparition et l'efficacité du vaccin, les tensions à l'épicentre du triangle « autonomie-libertés-solidarité » auraient-elles continué d'être jugulées ? Sans doute pas. Reconnaissons toutefois à la population dans son ensemble d'avoir admis la contraction de ses libertés au nom du caractère exceptionnel, sanitaire et momentané de l'objet, illustrant là une raison, une maturité et un sens du bien commun remarquables. Les Français doivent en être remerciés. Le spectre d'une fracture intergénérationnelle, longtemps redouté lorsque furent imposées à *toute la population* des obligations destinées à protéger *une partie minoritaire* (les plus fragiles), ne s'est pas accompli. Mieux même : la consommation d'autotests très élevée chez les jeunes à l'occasion des rassemblements familiaux, et nombre de témoignages de fraternité confortent l'hypothèse d'une consolidation des relations intergénérationnelles. La jeunesse a accepté de payer un lourd tribut pour sauver la frange la plus vulnérable de la communauté.

Cette solidarité est d'autant plus valeureuse qu'elle n'est pas universelle. L'éthique de la relation intergénérationnelle varie sensiblement d'une culture à l'autre, jusqu'au cœur même de l'Europe. Ainsi en

Suède, où les aînés ne jouissent pas de la même considération, d'importantes fêlures sont apparues.

Bien sûr, des voix se sont élevées pour dénoncer le recul d'un certain nombre de libertés. C'est une réalité, et ces voix étaient audibles et respectables. Elles étaient même utiles au double débat public et politique, essentiel pour juguler tout risque de débordement autoritariste. Néanmoins, celles qui ont perduré ou se sont obstinées au-delà du raisonnable souvent résultaient de motivations idéologiques ou prospéraient dans une intelligentsia parisienne privilégiée, avide de se singulariser quoi qu'il arrive. Elles sont très minoritaires et s'éteignent lorsque ces restrictions sont acceptées comme « la » condition temporaire pour que les libertés individuelles et la liberté collective retrouvent leur périmètre antérieur. Ce qui fut fait, le 30 juillet 2022, lorsque la loi de crise sanitaire prit fin.

### Sommes-nous mieux préparés en cas de nouvelle pandémie ?

Aujourd'hui, la société s'interroge : est-elle, sommes-nous *mieux* armés si un nouveau virus fait son apparition ? Les acteurs scientifiques, politiques et économiques de la planète ont-ils tiré les leçons à même de mieux nous protéger en cas de nouvelle déflagration pandémique ? Le monde qui se construit ne cesse de se modifier. En permanence. En premier lieu parce que la main de l'homme le transforme et donc transforme l'environnement – naturel, climatique, agricole, industriel, urbain, etc. – au sein duquel il évolue. Ces modifications, notamment de modes de vie, n'ont pas d'effets instantanés, mais leur dynamique est irréversible, inaltérable ; il est donc fort probable qu'elles seront à l'origine des futures grandes crises sanitaires. Il est tout aussi probable que la communauté scientifique disposera de meilleurs outils pour anticiper, évaluer, riposter, en particulier avec les progrès majeurs réalisés dans la capacité à fabriquer un nouveau vaccin en moins de cent jours avec la technologie mRNA ! Mais sera-ce suffisant face à l'immensité des « possibilités pandémiques » que suggèrent la transformation si profonde et rapide de l'environnement et celle si consommatrice et extractrice de nos modes de vie ? Souvenons-nous des « grandes leçons », des espoirs fous qu'avaient fait naître les enseignements de la crise au sein de la population. « Plus rien ne sera comme avant », disait-*on*. Les carnets de commandes de Boeing et d'Airbus s'affichent comme le symbole du renoncement.

Avant l'irruption du SARS-CoV-2, la communauté scientifique estimait fort probable que la prochaine pandémie soit de nature respiratoire. Moi-même m'étais prononcé pour une mutation génétique d'un virus grippal, le conduisant à une plus grande transmission. De grippe il ne fut pas, mais un virus à transmission respiratoire avec des mutations et des nouveaux variants a bien caractérisé la pandémie. Pour autant, anticiper que la future épidémie sera, elle aussi, de nature respiratoire et ainsi espérer y être mieux préparés est une erreur. Rien n'indique qu'elle ne prendra pas d'autres formes et qu'elle ne résultera pas d'autres modes de transmission, par exemple le contact. Donc s'interroger sur notre capacité à mieux résister demain à une nouvelle pandémie réclame une grande prudence.

Je le répète : la meilleure façon d'anticiper une nouvelle pandémie est d'investir dans la recherche, en particulier fondamentale. Un autre axe majeur est d'éclairer simplement, honnêtement les hautes autorités. Président, Premier ministre, présidents de l'Assemblée nationale et du Sénat doivent être tenus informés « en direct » et régulièrement des avancées scientifiques cardinales qui peuvent changer le monde de demain, y compris – mais pas seulement – dans la réponse aux crises sanitaires. Optimiser la relation entre science et politique est un enjeu capital.

# VIH-SIDA :
# l'épreuve d'une vie

# Un virus planétaire et insaisissable

*1981. Les premiers cas de SIDA apparaissent aux États-Unis, sous la forme de syndrome de kaposi ou de pneumocystoses.* MMWR, *une revue très spécialisée du Center for Disease Control and Prevention (CDC) d'Atlanta, les relate, suivie d'un important article dans le* New England Journal of Medicine. *L'origine de ma plus grande aventure de médecin et de chercheur. Une aventure aux multiples facettes – scientifiques, politiques, diplomatiques, méthodologiques, et surtout humaines –, et riche d'enseignements qui, quarante ans plus tard, profitent aux réflexions sur la manière de penser la recherche et le soin.*

En cette année 1981, en France les services d'infectiologie des hôpitaux Claude-Bernard et de la Pitié-Salpêtrière accueillent les premiers malades, souvent de jeunes homosexuels. Ils arrivent avec de multiples infections opportunistes et décèdent rapidement, car ils sont au stade SIDA. Le phénomène est mondial. À l'automne 1982, un ganglion prélevé par l'équipe de Willy Rozenbaum à la Pitié-Salpêtrière permet à l'équipe de l'Institut Pasteur d'isoler un nouveau rétrovirus, le LAV ; après de nombreuses controverses avec les équipes américaines, en mai 1983, il s'avère bien être le virus responsable du SIDA (syndrome d'immunodéficience acquise). Il sera baptisé VIH (virus de l'immunodéficience humaine). Après un séjour aux États-Unis dans le laboratoire d'Anthony Fauci (NIH), je m'empare, au laboratoire INSERM U.131 lié au service du professeur Jean Dormont à l'hôpital Antoine-Béclère, d'un travail de recherche en immunologie fondamentale sur une catégorie de lymphocytes, dits B, qui ne sont pas directement attaqués par le virus. Cette même année 1983, je propose ma collaboration à Françoise Barré-Sinoussi, codécouvreuse du virus (et co-prix Nobel de médecine en 2008) avec Luc Montagnier au sein de l'Institut Pasteur. Quelques mois après je « plonge » tout entier dans la recherche clinique du VIH, au CHU Antoine-Béclère à Clamart (Paris-Sud – Paris-Saclay).

### Une explosion du nombre de contaminations et de décès, et aucun médicament

Dans cet hôpital de banlieue sud, les premiers patients pris en charge reflètent la sociologie panachée et plutôt pauvre du territoire : peu d'homosexuels – qui dans leur majorité sont suivis à Paris – mais des usagers de drogue. Une image frappe ma mémoire : le 24 février 1983, pendant que les médias se pressent à la maternité pour célébrer la prouesse de René Frydman, d'Émile Papiernik et de Jacques Testart qui viennent de donner naissance à Amandine, premier bébé-éprouvette, je suis dans une aile discrète du service d'obstétrique, au chevet de jeunes femmes toxicomanes, enceintes et séropositives. L'une d'elles, en manque de drogue, hurle et se débat. Les infirmières ont peur d'être griffées à son contact et de la maîtriser. Quel contraste entre la lumière que reflète Amandine et l'abîme vers lequel sont précipitées ces jeunes femmes « condamnées »… On ne dispose d'aucun médicament, je procède moi-même à la diffusion des rares procédés de substitution, pour l'essentiel de la morphine. La médecine est impuissante. La recherche et la lutte contre le VIH vont bouleverser ma vie…

Très vite, la contamination exponentielle des personnes homosexuelles, des usagers de drogue, la transmission mère-enfant, l'exposition singulière des hémophiles augurent un déferlement. Alors même que la population hétérosexuelle est encore épargnée – du moins le croit-on, à tort. Pendant quelques mois, « on » pense que les personnes dotées d'anticorps anti-VIH (séropositifs) sont protégées du VIH ; en réalité, cette présence d'anticorps signifie qu'elles sont infectées et qu'elles transmettent le virus. Je comprends que le centre névralgique de la lutte contre le SIDA sera certes à l'hôpital, mais passera aussi par le dépistage, dans les cabinets des médecins généralistes au contact des populations à risque. Je crée avec ma jeune équipe au sein de Paris-Sud un réseau desdits médecins généralistes, en lien étroit avec les maires et le milieu associatif. Je multiplie les séjours à l'étranger et principalement aux États-Unis, où « tout se joue » – au niveau de la recherche sur les premiers protocoles avec les médicaments. Je « réside » à l'hôpital Antoine-Béclère, où, là aussi, les contrastes sont glaçants : d'un point de vue infrastructurel, technique, humain, l'établissement est remarquable ; mais chaque lundi matin pendant plusieurs mois je trouve sur la porte de mon bureau, tagué à la bombe ou punaisé sur une feuille, un même slogan : « sale pédé ». J'invite alors les jeunes médecins externes et internes à deviser de cette indicible provocation et à s'en saisir pour coiffer le combat médical d'une dimension humaniste, éthique et sociétale inédite. *Faire bouger les choses* : vague déclaration, ou plutôt immense éventail de sujets raccordés à ces *choses*. Et au verbe, nous allons donner un sens et une réalité.

## Une première décennie de combats

D'abord, désamorcer les peurs. Aux prémices de l'épidémie, elles sont immenses, et compréhensibles. Nous savons si peu de la maladie et cernons encore avec doute les modes de transmission. Des médecins, infirmiers, soignants considèrent les personnes homosexuelles ou usagères de drogue avec une grande crainte ; des brancardiers refusent parfois d'approcher les « pestiférés », si bien qu'aidé d'externes je dois moi-même les convoyer jusqu'aux salles de soins ou en radiologie. Voilà le contexte qui donne lieu à un isolement drastique des patients. Drastique, injuste, inhumain.

Je suis pleinement opérationnel, en première ligne d'un combat face à un adversaire, le virus, dont nous ne connaissons qu'une partie mineure des propriétés. Un combat dont nous ignorons tout de l'ampleur, des développements, de la durée, et bien sûr de l'issue. Tout est à construire, de la compréhension de la maladie à sa réponse thérapeutique en passant par un florilège d'enjeux sanitaires, sociétaux, sociaux. Mon « patron », le professeur Jean Dormont (disparu en 2021), est un médecin et un homme extraordinaires. Très vite, et au fur et à mesure que ses nouvelles responsabilités de doyen de la faculté de médecine l'accaparent, je me trouve aux commandes de moyens humains, techniques et de recherche sensationnels. Je peux compter sur une équipe très motivée tant au niveau des jeunes médecins que des infirmiers, infirmières, et des techniciennes de recherche. L'établissement, à la tête duquel évolue un directeur pleinement investi dans la cause, devient une référence nationale, en dépit de son implantation en périphérie parisienne. Lorsque le professeur Jean-Paul Lévy, en riposte à l'insuffisante réactivité de l'INSERM, lance les fondations de l'Agence nationale de recherches sur le SIDA (ANRS), opérationnelle à partir de 1988 mais née officiellement quatre ans plus tard, je suis au premier rang pour porter et organiser la recherche clinique et thérapeutique au niveau national.

De cette époque charnière naît mon affection pour Françoise Barré-Sinoussi, qui rayonne déjà très au-delà de son laboratoire de l'Institut Pasteur – avant même de recevoir le prix Nobel de médecine. Son ouverture aux autres, son attention pour les malades et les associations de patients (plus que beaucoup de médecins), sa vision internationale, son franc-parler sans tabou la distinguent. Parfois nos opinions – ou plutôt nos approches d'un problème – divergent et on « s'engueule » régulièrement ! Mais elle est toujours d'une amitié rare, elle est l'une de mes plus proches, de mes plus fidèles compagnes de vie. Une formidable combattante.

Et c'est bien de combats qu'il faut qualifier cette première décennie. De combats et de progrès, quelques-uns immenses, la plupart modestes et frustrants. La science apprend à diagnostiquer, outre le VIH, les infections opportunistes que ce virus provoque en entraînant la destruction du système immunitaire. Cette destruction, et plus particulièrement celle des lymphocytes CD4, intervient une dizaine d'années après la contamination initiale, cette longue latence silencieuse étant propice à une transmission du virus par voie sexuelle, par voie sanguine, *via* la transmission mère-enfant. Des « périodes » qui morcellent depuis quarante ans la lutte contre le SIDA, celle-ci est la plus dure, la plus noire : le scientifique, le médecin et l'homme que je suis s'y confrontent aux épreuves les plus épanouissantes et les plus douloureuses. Nous diagnostiquons, nous traitons une première infection opportuniste (souvent une pneumonie), parfois une deuxième, puis nous constatons sans pouvoir agir la propagation de maladies terribles (cécité, par exemple) et attendons aux côtés des malades que l'inéluctable se produise. Ainsi s'égraine notre activité jusqu'en 1994. Période durant laquelle la découverte de cette sournoise latence fait émerger un chantier capital : comment juguler la contamination ? S'ouvrent alors d'importantes investigations, qui concernent la formation du personnel soignant, la création des Centres de dépistage anonyme et gratuit, l'information auprès des publics ciblés comme à risque, la sensibilisation au dépistage et au port du préservatif. Un chantier capital et colossal, qui engage la collaboration fondamentale – parfois dans la douleur et les cris – avec le milieu associatif, notamment Act Up, AIDES et plus tard Sidaction.

Au nom de l'ANRS, nous initions avec l'équipe de santé publique du Kremlin-Bicêtre (Freddy Spira et Daniel Schwartz, professeurs de santé publique) une première en France : l'étude de grandes cohortes de patients pour suivre sur le long terme l'évolution des personnes séropositives quel que soit leur mode de contamination. Dans ce « moment sans thérapeutique » si vulnérable et insatisfaisant, espérer résoudre l'énigme des mécanismes favorisant ou freinant l'accélération de la pathologie est précieux. Ces cohortes ciblent la population générale, mais aussi, parmi les sous-groupes examinés, les femmes enceintes. Avec Christine Rouzioux, jeune professeure de virologie à l'hôpital Necker, nous précisons le moment de passage du virus de la mère à l'enfant. Les premières molécules voient le jour, des nouveaux marqueurs (plus précoces que le décès) sont disponibles ; notamment ceux quantifiant l'importance du déficit immunitaire (CD4) et la multiplication du virus (charge virale VIH). Je pilote le déploiement du dispositif de recherche clinique au niveau national, que je consolide d'une forte coopération sur le plan international, avec Anthony Fauci aux commandes de l'Institut des maladies infectieuses (NIH), lui-même responsable de l'ensemble de la stratégie américaine de recherche sur le SIDA. Dans le même temps, une importante collaboration se met en place avec le Medical Research Council (MRC) anglais.

À partir de 1993, je me déporte peu à peu de mes responsabilités, si épanouissantes, de médecin de terrain « les mains dans le cambouis ». J'entre dans une dimension professionnelle davantage organisationnelle, coordinatrice et holistique, aux échelles française et internationale. Cette évolution s'intensifie avec l'afflux soudain de moyens humains et financiers – qu'il faut hiérarchiser, affecter, répartir selon les objectifs de recherche, de soins, de dépistage – récoltés lors du premier Sidaction organisé par Pierre Bergé en 1994. Une fois dépassée la discorde avec le professeur Luc Montagnier à propos de la redirection des fonds, je suis nommé président du Conseil scientifique de Sidaction, et à ce titre clé de voûte des relations entre les mondes associatif, extrêmement mobilisé, et public (structures de recherche ANRS, établissements hospitaliers, agences sanitaires de l'État).

Je décide de quitter l'hôpital qui « m'a fait » pour rejoindre le CHU Bicêtre – Paris-Sud (depuis rebaptisé Paris-Saclay), où œuvrent de renommées équipes INSERM en épidémiologie. J'y suis accueilli comme chef du service d'urgence, puis fonde un « hôpital de jour SIDA » et trois ans plus tard prends les rênes du service de médecine interne et d'immunologie clinique. J'étais extrêmement lié à mes équipes de recherche et de soin d'Antoine-Béclère ; une grande majorité d'entre elles – y compris des infirmières, des secrétaires, des techniciennes de recherche clinique – font le choix de me suivre. Ensemble, nous composons une puissante *task force* qui se spécialise dans les essais thérapeutiques, les nouvelles molécules, une unité INSERM à la pointe. La structure devient l'un des pôles de référence du VIH en France et en Europe.

Simultanément, je pénètre l'univers « politique » de la science et donc allège mes missions de terrain (médicales ou de recherche). Une bascule définitive, symbolisée par mon engagement au sein de Sidaction. Cette inversion des responsabilités intervient à un moment de mon existence où le poids de la vie de médecin devient lourd – à Antoine-Béclère, j'ai accumulé 300 gardes de réanimation. J'ai été nommé professeur « sur le tard » – en 1988, j'avais alors quarante ans et le nombre de postes était très limité à l'époque.

À ce tournant, définitif, dans ma carrière de médecin n'est pas étranger le double sentiment que je vieillis et que mon expérience peut servir la cause « autrement ». La « cause », car nous étions des médecins engagés.

## Créer une relation équilibrée avec l'industrie pharmaceutique

L'époque SIDA est révélatrice et même symptomatique du fonctionnement des grands groupes de l'industrie pharmaceutique. Mes connaissances scientifiques, mon expérience des États-Unis et mes interventions dans les congrès internationaux me prêtent à être l'un de leurs principaux interlocuteurs – et observateurs, y compris de l'intérieur de leur fonctionnement. Une industrie presque exclusivement non française : mes interlocuteurs sont présidents ou directeurs scientifiques de GSK à Londres, de Roche à Bâle, de MSD ou de Pfizer aux États-Unis – Sanofi est peu présent dans le domaine du VIH, en dehors du vaccin. J'établis bien sûr aussi de nombreux contacts avec les professionnels de l'Hexagone, certains de grande qualité, mais très vite l'évidence s'impose : dans ce domaine très compétitif, les décisions ne sont pas prises à Paris, et la position de la France doit être défendue en permanence.

Mon équipe figure alors parmi les leaders pour le développement clinique des nouvelles molécules anti-VIH qui vont constituer les futures trithérapies.

Ma collaboration avec ces ténors de l'industrie profite concrètement à l'ANRS, qui utilise les molécules produites au sein des laboratoires privés pour répondre à des questions stratégiques : quand et comment commencer le traitement ? quelle combinaison d'antirétroviraux utiliser ? C'est le cas, notamment, en 1993 lorsque le premier inhibiteur de protéase dédié à la trithérapie voit le jour. Ces grands groupes, la plupart pilotés par des « professionnels » de la science, sont encore orientés prioritairement vers l'enjeu médical – leur bascule vers la financiarisation interviendra dans la décennie suivante. L'interrogation et même le conflit éthique sur les enjeux de recherche deviennent toutefois saillants. L'objectif de l'industrie privée est de générer une médication au prix et aux volumes de vente les plus élevés, celui d'une agence d'État comme l'ANRS est d'apporter au patient la réponse la plus satisfaisante ; l'intérêt du portefeuille contre l'intérêt du malade : deux desseins qui à quelques endroits se croisent, à bien d'autres se télescopent. À l'époque, ils se croisaient et même s'appuyaient l'un sur l'autre.

Cette discordance justifie à mes yeux deux décisions : la première, personnelle, est de me retirer des relations directes avec ces interlocuteurs et de confier ce rôle, essentiel, d'interface à des collaborateurs ; la seconde est d'engager le développement d'une recherche clinique et thérapeutique d'État, en complément ou plutôt en addition de celle presque exclusivement aux mains – très imparfaites – de l'industrie. La recherche thérapeutique est alors méprisée par les chercheurs publics français et les agences d'État ; or moi-même issu de la « noble » recherche fondamentale, j'exhorte à une révolution intellectuelle et paradigmatique. Nous sommes un petit nombre à militer dans ce sens, mais je vais profiter du fort engagement de Jean Dormont, de Patrick Yéni, de Christine Katlama et de Jean-Michel Molina, tous professeurs spécialisés des maladies infectieuses. Ainsi naît au sein de l'ANRS une activité « recherche thérapeutique » dédiée au repérage de médicaments, aux essais de prévention, aux essais stratégiques : une première en France, qui essaimera plus tard dans d'autres domaines. La compétition avec les États-Unis est aiguë. Les équipes d'Anthony Fauci et les nôtres se livrent une concurrence sans merci – mais saine – et reconnaissent que l'apport de molécules par l'industrie est primordial. En 1993, un sujet en particulier va illustrer magnifiquement l'intérêt de cette double collaboration internationale et public-privé : la prévention de la transmission mère-enfant du VIH au cours de la grossesse.

Après avoir lancé avec Christine Rouzioux plusieurs cohortes mères-enfants d'une ampleur et d'une configuration inédites, qui nous avaient permis de mieux comprendre les mécanismes et le « moment » de la transmission du virus pendant la grossesse et l'accouchement, nous envisageons une approche de prévention. Cette réflexion aboutit en 1993 à un essai randomisé, ACTG 076-ANRS 024, pour rechercher une éventuelle efficacité de l'AZT. Immense interrogation éthique :

le tirage au sort consubstantiel à ce type d'essai est-il conforme au contexte, dramatique ? Est-il juste d'administrer un placebo à une moitié du panel et d'exclure ces femmes d'un procédé à même de sauver leur enfant ? Les débats sont denses, âpres, passionnés. Mais il faut avancer et vite en construisant une science solide. Et en février 1994, les résultats se révèlent spectaculaires : l'AZT réduit de 60 % la probabilité de transmission du virus. Démarre alors une aventure extraordinaire, au cours de laquelle, très vite, une remarquable baisse de la transmission mère-enfant est obtenue. Sur le plan international, des dizaines de millions d'enfants auront, dès lors, la vie transformée. Sans doute est-ce l'événement scientifique dont je suis le plus fier. Il a mis aussi en lumière la capacité, plutôt rare, de coopération à plusieurs niveaux : celui de nations (franco-américaines), celui de méthodes administratives et scientifiques différentes, celui enfin de la recherche d'État et des laboratoires pharmaceutiques – l'Anglais Glaxo Wellcome, rebaptisé GSK en 2000 après sa fusion avec SmithKline Beecham qui fournit l'AZT. Cette révolution préfigure la production des essais thérapeutiques sur les trithérapies.

## Trithérapie : enfin la lumière

En juillet 1996 à Vancouver, lors de la grande conférence annuelle sur le SIDA, les premiers essais de trithérapie annoncent une révolution. Cette trithérapie combine trois médicaments antirétroviraux : chacun d'entre eux considéré isolément est peu efficace, mais les trois ensemble sont plus efficients que leur simple addition et bloquent fortement la multiplication du virus. Je rentre du congrès canadien galvanisé par les résultats des études. Avec Martin Hirsch, alors directeur de la Pharmacie hospitalière, et Michel Kazatchkine, qui officie à l'hôpital Georges-Pompidou, nous ajustons les approvisionnements et leur répartition sur le territoire. En décembre 1996, les ultimes réglages permettent de « vider » les salles d'hospitalisation. L'existence des patients se transforme, radicalement. Pour autant, nous manions notre communication publique avec prudence : bien sûr, nous devons partager cette formidable espérance auprès d'un public emmuré depuis si longtemps dans le désespoir ; mais nous devons la circonscrire à l'intérieur du périmètre raisonnable que dicte la réalité. Il existe des phénomènes de résistance à ces trithérapies.

Car le traitement est lourd (initialement trente comprimés par jour, en six prises), et les effets secondaires sont handicapants. De violentes diarrhées, puis des lipodystrophies – répartition anormale de la graisse – émaillent le quotidien des malades. Leur incompréhension et même leur colère grondent : « À quoi sert-il de se soigner si les manifestations du traitement sont pires ? », nous interpellent-ils. Ils éprouvent l'impression d'être enfin vivants, mais l'image qu'ils restituent s'apparente à un déclin supplémentaire. Notre victoire de médecin contraste avec leur désarroi.

Cette asymétrie, que nous avons mésestimée au début, se poursuit pendant quelques années, le temps de changer les premières molécules, d'alléger substantiellement les traitements – ils se réduiront ensuite à un ou deux comprimés par jour et, dorénavant, pour certains, à une injection mensuelle – et d'atténuer les effets secondaires. Mais au moins « mourir » n'est plus inéluctable, « vivre » réapparaît dans leur vocabulaire. Enfin, une lumière point. Quinze ans après l'irruption de l'épidémie. Quinze très longues années d'épreuves, bien sûr pour les malades, mais aussi pour l'ensemble des soignants et des équipes médicales et de recherche qui, sans cesse, ont buté, se sont inclinés devant l'inexorable, mais jamais n'ont renoncé.

Reviennent alors à ma mémoire les étapes clés antérieures à cette découverte, le long processus de dissection de la maladie, qui a mêlé les disciplines de recherches fondamentale et clinique. D'abord décortiquer les propriétés du virus, comprendre comment il pénètre le système immunitaire, s'y intègre et le détruit. Puis mesurer la quantité de virus dans le sang – elle varie dans de grandes proportions d'un patient séro positif à l'autre – et en faire un marqueur de la charge virale. Ensuite évaluer l'ampleur du déficit immunitaire à partir des lymphocytes CD4 – la molécule CD4 est une protéine qu'emploie le virus pour s'infiltrer dans les cellules. Interviennent alors, grâce à l'interaction des activités clinique et biologique, la compréhension des mécanismes physiopathogéniques, celle des spécificités des enzymes à l'origine de la reproduction effrénée du virus ; ainsi les cibles des enzymes sont cernées, sur lesquelles se concentre la recherche des molécules à même de les bloquer, et les mutations associées aux phénomènes de résistance aux antirétroviraux peuvent être déterminées. Voilà le cheminement emprunté pendant quinze ans, à l'issue duquel sont apparus les antirétroviraux – avec des conséquences qui ont dépassé le VIH : les médicaments contre l'hépatite C ou le Paxlovid utilisé dans la crise du Covid-19 en découlent. Le mécanisme d'action de ces trithérapies est clair ; elles bloquent la multiplication du virus en interrompant l'infection et la destruction des cellules du système immunitaire. Tout cela semble aujourd'hui évident. En réalité, la faculté de régénération du système immunitaire – mesurée par la réaugmentation des cellules CD4 (les fameuses T4) – constitue une grande découverte issue de la recherche sur le VIH dans la discipline de l'immunologie pour mieux comprendre la plasticité de régénération du système immunitaire et son homéostasie.

Ce bond en avant thérapeutique entre 1996 et 2000, puis les déclarations quelques années plus tard du président de la République Jacques Chirac réclamant l'accès au traitement pour les patients originaires des pays à ressources limitées préfigurent la naissance du Fonds mondial de lutte contre le SIDA, la tuberculose et le paludisme, et marquent l'apogée de la conscientisation politique de l'épidémie sur ce sujet.

La présidence, suivante, de Nicolas Sarkozy peut être résumée à un encéphalogramme plat. Étonnant, lorsqu'on sait combien son épouse Carla Bruni est sensible à cette maladie à laquelle son frère Virginio succomba en 2006. Les ministres de la Santé se succèdent, quelques-uns très mobilisés (Michèle Barzach, Xavier Bertrand, Roselyne Bachelot), d'autres assez imperméables, de moins en moins impliqués au fur et à mesure que les traitements progressent et contiennent les patients dans une « chronicité tolérable ». Le volet géostratégique et diplomatique du VIH a reflué, l'interprétation ou les manifestations politiques de la maladie se sont, naturellement, limitées. Il faut attendre la nomination de Marisol Touraine, sous le mandat de François Hollande, pour que s'accomplisse une inflexion substantielle. Deux événements réhabilitent alors l'interaction science/politique.

D'abord, à l'aune de l'arrivée de médicaments révolutionnaires en 2014, Marisol Touraine promet d'ici 2025 l'éradication des hépatites B et C – engagement en voie d'être exaucé pour l'hépatite C. Ensuite, elle s'empare d'un sujet hautement sensible : la PrEP, ou prophylaxie pré-exposition, consiste en la prise préventive de deux antirétroviraux qui réduisent de façon drastique l'acquisition du VIH – malgré la prise de risque. Cette opportunité résulte du constat qu'une partie des membres de la communauté homosexuelle est en quête de libération sexuelle après trois décennies de contraintes et de peurs, est sourde aux campagnes de sensibilisation et de prévention, et est encore rétive au port du préservatif. Les effets protecteurs de ces antirétroviraux, consommés de manière intermittente, s'étendent sur plusieurs jours avant et pendant les pratiques à risque.

La première réaction de la ministre à ma présentation des données scientifiques paraît sans appel : la levée de boucliers que l'officialisation de la PrEP présage dans une partie de la société condamne le projet. Je ne suis pas surpris : moi-même ai dû batailler pour que l'ANRS finance, contre l'avis de son conseil scientifique, l'essai Ipergay démontrant l'impressionnante efficacité de la PrEP. Mais je n'abdique pas. De mon expérience passée, j'ai appris que, lorsqu'elles coalisent, la mobilisation de la communauté scientifique et celle du monde associatif composent une pression à laquelle le cénacle politique résiste avec difficulté. Notre étroite coordination avec AIDES porte rapidement ses fruits : Marisol Touraine tient tête à la frilosité de ses conseillers et conclut par une décision politique très courageuse, une recommandation sanitaire essentielle. Ainsi décrète-t-elle non seulement le financement du dispositif, mais également le remboursement des usagers. « Rembourser des fêtards qui se moquent de la prévention classique » : ainsi entend-on fulminer chez les détracteurs. L'arbitrage ne manque pas de faire hurler, alors qu'il est incontestablement vertueux en matière de santé publique. La morale face à la science : éternel débat, auquel la crise pandémique du Covid-19 fournira quelques années plus tard une scène elle-même électrique.

# La géopolitique mondiale et la diplomatie française au révélateur du VIH

*Rares sont les épreuves sanitaires mondiales qui mettent en évidence l'interventionnisme diplomatique et la qualité scientifique d'une nation en particulier. L'épidémie du SIDA a propulsé la France sur le devant de la scène. Qu'en reste-t-il ?*

## La France au sommet de la diplomatie sanitaire internationale

Un peu avant l'arrivée de la trithérapie (1996), surgit une nouvelle vague épidémique. Elle frappe les pays du Sud et à ressources limitées, particulièrement l'Afrique subsaharienne, et la contamination s'effectue massivement par voie hétérosexuelle. L'Agence nationale de recherches sur le SIDA et les hépatites virales (ANRS) est mobilisée pour créer, en partenariat avec les scientifiques locaux, un réseau de veille et de recherche clinique dans ces zones du monde nouvellement infectées. Parmi les pays les plus touchés, le Cambodge. Encore francophone et tout juste libéré du joug khmer, il est un « magma » de virus, importés du Vietnam et aussi par les troupes de l'ONU qui ont transité auparavant au Zaïre. La prostitution règne, entretenue par les sollicitudes des forces armées étrangères. L'épidémie VIH est impressionnante, complexifiée par ces mélanges de virus, et les autorités font appel à la France. C'est dans ce cadre que je m'y implique.

Avec Françoise Barré-Sinoussi, nous développons deux sites de recherche « Pasteur ANRS », l'un au Vietnam, l'autre au Cambodge. Dans ce dernier pays, je m'implique pour aider les ressources locales à concevoir un programme national de lutte contre le SIDA aux côtés d'un médecin remarquable, le docteur Vinchivun, nommé directeur du programme. Le niveau de connaissance de mes interlocuteurs médecins n'inspire guère l'optimisme, certains n'ont jamais vu une radio de poumons… Difficile de les sensibiliser à détecter et à interpréter la présence de pneumocystose, en revanche tous font preuve d'un grand volontarisme. À Phnom Penh, je réunis 300 sages-femmes, dans le cadre d'un programme destiné à endiguer la transmission mère-enfant. Le temps est à l'orage en cette période de mousson. Je persiste dans mes explications, hachées par l'intervention du traducteur. Au fil des heures, je saisis sur leur visage une forme d'incrédulité. Elles semblent ne pas comprendre ma démonstration. Surtout, mon propos se pense universel et n'inclut pas les spécificités culturelles locales qui confèrent à l'enfant une place différente de celle qu'il a en France. Le découragement se lit sur mon visage, mes collègues autochtones tentent de me rassurer et me persuadent de persévérer – en particulier la professeure Sim, cheffe du service de gynécologie et future ministre de la Santé. Finalement, un beau programme mère-enfant voit le jour, mais qu'il a été compliqué de l'élaborer !

Simultanément, je demande – sous forme de volontariat – aux médecins, infirmiers et infirmières et aides-soignantes de mon équipe parisienne de Kremlin-Bicêtre, moins sollicités depuis le succès de la trithérapie, de me rejoindre au Cambodge. Dégagés chaque semaine d'une fraction de leur temps de travail par des directeurs compréhensifs, ils cumulent les gains et viennent en missions régulières deux à trois fois par an. Avec Médecins du monde, nous édifions un deuxième service à l'hôpital Calmette de Phnom Penh, dédié aux patients atteints du SIDA les plus fragiles. Quatre ans plus tard, nous remettons les clés du service au personnel local, qui s'est formé à nos côtés. Heureuse expérience, fruit d'un formidable programme binational associé à l'OMS, qui s'étend ensuite à l'accueil de soignants cambodgiens à l'hôpital Bicêtre – Paris-Sud. Merveilleuses collaborations avec les universitaires, chercheurs, professeurs, doyens locaux, réunis par ce transfert de savoirs un peu humanitaire, et surtout technique et scientifique, émancipateur et responsabilisant, qui contribuera à porter le Cambodge dans le « top 10 » des pays ayant produit la meilleure lutte contre le SIDA. Et découverte d'une culture singulière, défigurée par l'effroyable dictature des Khmers rouges qui a répandu ses stigmates martyrisants dans les consciences et les comportements de la population. Comment oublier, quelques années plus tard, l'image d'un de ces jeunes docteurs venus se former en France que j'ai convié à une randonnée dans le Cantal… Nous sommes assis dans l'herbe, et je l'observe de longues minutes fixer le vol de petites sauterelles qui semblent danser autour de nos sandwichs. Je l'interromps et le questionne sur l'origine de ce songe. « C'est d'elles que je me suis exclusivement nourri pendant mes deux années d'incarcération dans un camp de redressement », murmure-t-il silencieusement et sobrement, lui, l'enfant d'une culture d'une grande pudeur, intrinsèquement rétive à verbaliser les traumas.

Cet engagement au Cambodge est l'illustration d'un « autre » combat en faveur des pays du Sud, celui-ci plus politique. Françoise Barré-Sinoussi, Michel Kazatchkine – alors directeur général de l'ANRS – et moi décidons de le mener ensemble. L'objectif est que la France devienne le porte-voix d'une cause fondamentale : l'accès aux médicaments dans les pays à ressources limitées, là où l'épidémie hétérosexuelle suit une propagation spectaculaire, où les régimes politiques sont souvent corrompus, les autorités démunies, les moyens financiers anémiques. L'Afrique du Sud, recordman des contaminations, en est un exemple particulier. De 1999 à 2006, Manto Tshabalala-Msimang aura occupé le poste de ministre de la Santé dans les gouvernements de Thabo Mbeki. Son surnom ? « Docteur Betterave » ; elle jugeait qu'une alimentation saine était suffisante pour riposter à la maladie, niait que le virus VIH soit la cause du SIDA, et au plus fort de ses dénégations avait fait barrage à l'introduction des antirétroviraux ou aux protocoles prévenant la transmission mère-enfant… Par sa faute, des centaines de milliers d'enfants naîtront séropositifs.

En 2000, l'International AIDS Society (IAS) à laquelle je participe organise le congrès SIDA à Durban. L'Afrique du Sud est alors traversée par une puissante mobilisation activiste. À la tribune, Manto Tshabalala-Msimang maintient ses positions, provoquant une impressionnante levée de boucliers. Le lendemain, un haut magistrat lui succède au micro et s'exprime devant 5 000 soignants et acteurs associatifs. Il fait deux annonces : « Je suis homosexuel », puis « Je suis séropositif ». Et enchaîne par une déclaration fracassante : « Parce que je suis blanc et haut placé, j'ai accès aux antirétroviraux. Ce qui se noue aujourd'hui dans mon pays, qui refuse cet accès au plus grand nombre, est un insupportable scandale. » Immense personne, immense courage, qui réfléchissent alors douloureusement l'inertie des autorités internationales, apathiques dans la lutte pour la généralisation de l'accès aux médicaments.

Line Renaud – elle aussi immense humanité – nous obtient un entretien avec Jacques Chirac. C'est mon premier pas dans le monde politique. Le 1er décembre 2001, nous exposons au président de la République la réalité épidémiologique et médicale du SIDA, la réalité des traitements et des drames humains, la réalité des dévastations qui déciment des populations entières dans les pays pauvres ou émergents, la réalité de pays comme l'Afrique du Sud ainsi exposée lors du congrès de Durban. Il est convaincu, et surtout la cellule diplomatique élyséenne repère l'opportunité d'exercer un leadership sur la scène internationale. Là germe son discours de clôture de la 2e Conférence de la Société internationale sur le SIDA qu'il prononce le 16 juillet 2003 à Paris dans le sillage de son engagement renouvelé avec Nelson Mandela. Il exhorte à lever la politique des brevets pour briser le coût prohibitif des antirétroviraux – s'opposant là aux hésitations de certains scientifiques – et à fonder l'équivalent d'une banque mondiale spécifiquement dédiée. Celle-ci aurait pour objet de fédérer des fonds internationaux, puis de les transférer selon des règles strictes aux programmes nationaux SIDA des pays du Sud pour qu'ils puissent acquérir des médicaments. Ce sommet de Paris est à l'origine de la création, trois ans plus tard, du Fonds mondial de lutte contre le SIDA, la tuberculose et le paludisme, auquel même les États-Unis décident d'abonder. La France sort par le « très haut », riche d'une puissante visibilité diplomatique et scientifique inédite – après l'épisode fondateur de la découverte du virus à l'Institut Pasteur.

Le trio « caché » mais efficace que Françoise Barré-Sinoussi, Michel Kazatchkine et moi-même avons formé et qui a « porté » la cause du SIDA – la maladie et les malades – dans le champ politique national et international se modifie. Michel est nommé ambassadeur SIDA et maladies transmissibles puis part à Genève exercer la direction du Fonds mondial ; je prends les rênes de l'ANRS en 2005 ; trois ans plus tard, Françoise Barré-Sinoussi reçoit le prix Nobel de médecine puis sera nommée en 2012 à la présidence de l'International AIDS Society. La France est devenue une nation de premier plan dans la lutte contre le SIDA, elle figure au deuxième rang – derrière les États-Unis – au classement de la production scientifique. Bref, la santé est devenue un levier précieux de la stratégie diplomatique de l'Hexagone. Lequel hisse la force de frappe de sa diplomatie sanitaire au niveau des Anglo-Saxons – en dépit d'un engagement financier beaucoup plus faible.

La France de Jacques Chirac a donc exercé un rôle pivot, capital en faveur des pays du Sud. Quelques années plus tard, les relations Nord-Sud s'en sont-elles trouvées transformées ? L'examen est ambivalent. Bien sûr, la création du Fonds mondial incarne un effort réel, substantiel de la communauté du Nord dans un mécanisme de coconstruction s'appuyant sur le monde associatif et pas seulement politique. L'aide financière accordée aux programmes quinquennaux nationaux pour l'achat de médicaments s'est révélée déterminante. Dans son sillage s'est développée une intelligentsia médicale ou médico-politique ; de jeunes médecins scientifiques formés sur les sites de l'ANRS sont même devenus ministres de la Santé ou de la Femme au Sénégal, en Côte d'Ivoire, au Burkina Faso, au Mali, au Cambodge ou encore au Vietnam.

Mais depuis quelques années, l'élan est brisé. L'espoir que les enseignements de l'action SIDA, paludisme, tuberculose profitent au traitement d'autres pathologies, l'espoir que l'expérience serve, dans ces pays, de pierre angulaire d'une véritable politique sanitaire, l'espoir, enfin, que l'enjeu de la santé soutienne la construction de démocraties solides se sont dissous. En cause, plusieurs facteurs. La flambée islamiste conjuguée au rejet de la France anéantit les fondations de la collaboration au Burkina Faso, au Mali, au Sénégal, dans le nord du Cameroun. Les flux de coopération sont demeurés dans une logique excessivement « descendante », conférant au Nord le contrôle des critères d'affectation budgétaire et une posture de sauveteur anachronique. La période de « l'aide au développement » est derrière nous. L'Afrique continue de concrétiser le vœu émancipateur des tutelles française, britannique, portugaise – aujourd'hui (et heureusement !), elle n'est plus le Congo de *Tintin*. Ses scientifiques aspirent à une construction Sud-Sud, formée de plateformes de recherche nationales qu'ils pilotent directement. Enfin, le continent est devenu une priorité géostratégique, géomilitaire, géo-économique de deux autres nations, la Chine et la Russie, qui s'emploient avec force moyens à déstabiliser et à affaiblir les relations avec l'Occident. La pandémie Covid-19 a cristallisé ce constat dans d'importantes proportions ; les contributions chinoise et russe aux campagnes de vaccination en sont une illustration.

### « Coopération Nord-Sud » : l'opportunité d'expérimentations uniques

La recherche sur le VIH s'est appuyée sur l'expérience, la rigueur protocolaire, les outils techniques développés dans les pays du Nord. Elle a aussi tiré profit de l'inventivité, des initiatives, des libertés propres aux nations du Sud. La rencontre de ces singularités a offert d'originales et précieuses opportunités. L'une d'elles est emblématique.

Juillet 2005. Je suis depuis peu directeur de l'ANRS, et c'est coiffé de cette nouvelle responsabilité que je me prépare à assister quelques jours plus tard au Congrès SIDA de Rio de Janeiro. Je n'ai pas encore la maîtrise de toutes les études de recherche coordonnées et financées par l'ANRS, et je prends connaissance de l'une d'elles pour le moins étonnante. Il s'agit d'un essai randomisé, conduit en Afrique du Sud et consacré aux supposées propriétés de protection de la circoncision masculine contre l'acquisition du VIH par voie sexuelle. Dans un township près de Soweto, Bertran Auvert, chercheur français soutenu par l'ANRS, a défini deux groupes de jeunes garçons, les uns circoncis, les autres non. Puis, à pratiques sexuelles équivalentes laissées libres (avec une utilisation ou non du préservatif), il a mesuré l'impact de la transmission du virus dans ces deux groupes. Les résultats annoncés sont stupéfiants : les jeunes hommes circoncis présentent un pourcentage d'infection moitié plus faible que les autres. L'intuition que le chercheur avait puisée dans l'observation des populations musulmanes se vérifie scientifiquement. J'apprends que cet essai va faire l'objet d'une communication lors du prochain Congrès SIDA de Rio de Janeiro, et je prophétise une explosion médiatique. Ce qui ne manque pas. L'OMS s'en empare aussitôt et adresse une recommandation en ce sens. Le monde associatif se déchire sur le bien-fondé d'une protection d'une part durable, d'autre part résultant d'une intervention. L'expérimentation et ses enseignements déclenchent un débat éthique volcanique. Début 2006, je me rends sur place pour me faire ma propre opinion avant de décider si l'ANRS peut, ou doit, financer l'étape suivante : analyser l'effet de la circoncision sur la transmission du VIH non pas dans un essai, mais en population.

Accompagné de deux collaborateurs de l'ANRS, je suis accueilli par Bertran Auvert qui nous conduit vers un township d'une grande pauvreté, mais très structuré. Une fois parvenu à destination, il stoppe le véhicule devant une église baptiste, son « lieu de travail ». « Les ressources manquent pour financer ma recherche ; l'église est idoine pour héberger gracieusement l'étude, car elle n'est occupée que le dimanche. Et puis elle apporte, malgré elle, une forme de caution à mon démarchage. » Oui, démarchage auprès des jeunes hommes pour les convaincre de subir une circoncision. Et à cette fin, tous les moyens sont bons, semble-t-il ; voilà que surgissent quatre pick-up, qui défilent en procession. Sur les plateaux arrière, de superbes jeunes femmes habillées très légèrement dansent, se déhanchent et hurlent, micro à la main, sur fond de musique bruyante, les vertus de la circoncision. Les garçons, aguichés, courent dans le sillage des véhicules et pénètrent dans l'église. Méthode de recrutement très… originale, répétée chaque après-midi puis le soir. Personne à l'ANRS n'avait connaissance de telles pratiques.

De retour à Paris, ma stupeur passée mais toujours imprégné des réprimandes exprimées par le monde associatif depuis le Congrès de Rio, je réunis mon équipe pour statuer. Et la convaincs que l'excentricité de la méthode de recrutement ne doit pas être le prétexte pour ne pas financer la dernière étape : l'analyse en population. Une fois celle-ci accomplie, ses résultats la propulseront au rang de grande découverte française et entraîneront en Afrique du Sud un vaste programme qui sauvera l'existence d'une partie de la population. L'interculturalité réserve parfois d'insoupçonnables surprises.

### Des fondations privées discutables mais décisives

À la faveur de l'épidémie VIH et plus particulièrement dans le cadre des collaborations Nord-Sud, une démarche et un acteur ont pris une dimension nouvelle : la philanthropie et les fondations – au premier rang desquelles la fondation Bill et Melinda Gates. Cette dernière revendique des moyens et un rayonnement colossal ; en 2021, elle employait 1 736 salariés, avait distribué 6,7 milliards de dollars dont 1,757 milliard de dollars dédiés spécifiquement à la santé mondiale, et depuis sa création en 1994 a essaimé plus de 65 milliards de dollars. Ce qu'elle inspire est contrasté. Elle est un outil, même une arme de la diplomatie des États-Unis, depuis longtemps gourmande de ce type de levier pour étendre et enraciner son influence. Pour preuve parmi bien d'autres, elle contribue de manière directe et moins visible à un tiers des financements alloués par l'OMS. Sans elle, l'Organisation n'est plus qu'une coquille vide. L'Amérique n'est bien sûr pas seule consommatrice du *soft power*, mais elle est singulière dans l'emploi de la santé pour diffuser son « altruisme »… et surtout exporter son pouvoir, selon des mécanismes de collaboration et de financement par essence très anglo-saxons.

Cet attribut géostratégique contestable ne doit toutefois pas occulter les grandes vertus de fondations de ce type. Celle de Bill et Melinda Gates est particulièrement emblématique des caractéristiques des fondations : elle est libre, elle pose les bonnes questions, elle est agile, souple et réactive, elle entreprend promptement, elle adopte un pragmatisme utile pour s'adapter aux spécificités de chaque pays, elle sait élaborer des programmes transnationaux, enfin elle démontre une grande efficacité dans la mise en œuvre opérationnelle et logistique des projets qu'elle finance. L'ADN de son fonctionnement est typique d'une multinationale : elle repère les profils les plus brillants, les attire sur son sol américain ou dans ses implantations européennes – à coups de rémunérations et de prises en charge des familles confortables –, les forme pendant quelques années, puis les redéploie dans leur pays d'origine où leurs responsabilités prennent appui sur l'influence et l'infrastructure de la fondation. Presque l'inverse des méthodes françaises de coopération, attachées à créer et à faire prospérer les projets *in extenso* et *in situ*. Une France de la philanthropie en santé par ailleurs dépassée : que « pèsent » ses (rares) fondations privées dédiées à la santé ? La fondation Mérieux, très efficace, semble bien esseulée. S'il est admis que l'affectation des objets des fondations peut être un signe des centres d'intérêt ou des priorités d'une nation, la France confère aux sujets culturels (arts, patrimoine…), sociaux (jeunesse, égalité homme-femme, pauvreté…) et environnementaux une attention bien plus élevée qu'à la santé. Même la fondation TotalEnergies s'est retirée du domaine médical. Les grandes fondations françaises justifient leur déficit de vision philanthropique en santé au prétexte que la santé est du domaine de l'État ; à mes yeux, c'est une erreur stratégique aiguë – qui contribue à la perte d'influence de la France dans ses liens avec les pays à ressources limitées.

J'admets que la philanthropie n'est pas que solution et qu'elle suscite aussi des questions. Certaines sont centrales – comme le détaille l'enquête *L'Art de la fausse générosité* (Actes Sud, 2019) que Lionel Astruc a consacrée à la fondation Bill et Melinda Gates – et portent sur la sincérité des démarches, les leviers d'instrumentalisation et les collusions d'intérêts marchands consubstantiels au « philanthrocapitalisme ». Mais elles ne peuvent pas oblitérer l'ampleur, parfois décisive, des actions conduites sous leur pavillon. Il n'est pas contestable que la lutte contre le SIDA et la tuberculose en Afrique aurait durement pâti de l'absence des fondations, en premier lieu celle des époux Gates.

# Principe de précaution : une idée bonne, une traduction empoisonnée

*L'« affaire du sang contaminé » aura servi de détonateur au vœu du président Jacques Chirac de constitutionnaliser le principe de précaution. Au risque d'enflammer une aversion au... risque, qui irrigue désormais au-delà des cercles scientifique et politique. La question est posée : le principe de précaution protège-t-il en premier lieu la société ou les décideurs ? Et alors entrave-t-il davantage que l'exercice de la science : l'intégrité de la démocratie ?*

## L'« affaire du sang contaminé »

Elle trouve son origine dans une triple méconnaissance sur l'infection au VIH. En 1984, la seule confrontation du corps médical et scientifique à la réalité du virus a le visage de patients malades. Ils constituent la pointe émergée d'un vertigineux iceberg : sous la ligne d'eau, dans un abîme dont nous ignorons tout à l'époque, des dizaines de milliers de personnes en France contractent le virus, qui, en l'absence de traitement, provoque la destruction progressive du système immunitaire avec les signes cliniques du SIDA « seulement » une dizaine d'années plus tard. Ainsi une infection peut demeurer silencieuse pendant cette période, au cours de laquelle une personne ignorant qu'elle est contaminée peut diffuser le virus par voie sexuelle, par injection de drogue, ou par don du sang.

Par ailleurs, à cette époque, le corps médical est victime d'un terrible malentendu. Dans la grande majorité des cas de virus autres que le VIH, une personne chez qui est dépistée la présence d'anticorps est censée être protégée. Les anticorps sont signe de défense, de bouclier. Lorsque la sérologie VIH révèle la séropositivité chez un individu asymptomatique, la traduction de la détection d'anticorps est tout autre : elle signifie la marque immunologique de l'infection, la capacité de contaminer, mais nullement une quelconque protection. Malheureusement, plusieurs mois seront nécessaires avant d'interpréter ce rôle précis et inhabituel des anticorps. Dans ce temps, aucune restriction particulière ne sera donc objectée aux personnes séropositives.

Enfin, et de là découle l'« affaire du sang contaminé », à cette époque, les personnes hémophiles bénéficient de produits spéciaux dérivés du plasma sanguin. Des parents réclament pour leurs enfants hémophiles une vie similaire à celle de tous les autres. Cette louable aspiration signifie la pratique de (presque) tous les sports, l'accès aux activités physiques, par nature propices à des saignements et à une détérioration des articulations qu'il faut stopper par l'usage de produits sanguins. Ces besoins en plasma sont donc très importants, et la politique de don va jusqu'à aller en solliciter dans le milieu carcéral. Des scientifiques s'appuyant sur des études l'affirment : l'exposition, à une certaine chaleur, du plasma permet d'éliminer le pouvoir infectant du VIH tout en conservant ses propriétés antihémophiliques. Mais ces premières données ne sont pas retenues par une partie de la communauté scientifique et les décideurs politiques. Les autorités tardent à prendre en compte l'importance et l'intérêt du plasma chauffé : 2 000 personnes sont contaminées, 800 d'entre elles succombent. Le Centre national de transfusion sanguine (CNTS) concentre les attaques – son directeur Michel Garretta sera condamné en 1992 à quatre ans de prison et incarcéré. En 1991, l'ex-Premier ministre Laurent Fabius, la ministre des Affaires sociales et de la Solidarité nationale Georgina Dufoix et le secrétaire d'État chargé de la santé Edmond Hervé sont poursuivis. Les deux premiers font l'objet d'une relaxe en 1999 prononcée par la Cour de justice de la République. Le troisième est condamné pour « homicide involontaire par imprudence, négligence et manquement à une obligation de sécurité », « atteinte involontaire à l'intégrité des personnes ». Les déclarations, huit ans plus tôt, de Georgina Dufoix sourdent comme un écho à la reconnaissance de ce « délit non intentionnel » : « Je me sens profondément responsable mais pas coupable. »

Responsable mais pas coupable : sous l'écorce de cette formule désormais célèbre grouillent d'importantes questions, qui sont des marqueurs de notre contemporanéité.

L'époque est à une judiciarisation croissante, qui peut atteindre une extrémité contestable, voire incompréhensible : sur quoi la mise en examen, par la Cour de justice de la République, d'Agnès Buzyn pour « mise en danger de la vie d'autrui » lors de la crise du Covid-19 a-t-elle pu se fonder – elle sera d'ailleurs annulée par la Cour de cassation en janvier 2023 ? Tout délit, dramatique ou mineur, réclame justice. Toutefois, désigner un coupable peut, dans certaines circonstances, constituer un questionnement : que faire lorsque la faute n'était pas intentionnelle, l'erreur était de bonne foi, le danger était ignoré, le risque était partagé ? Et lorsque le suspect ignorait tout du sujet – il est alors poursuivi au nom de sa responsabilité hiérarchique ? Que faire lorsque les supposés coupables ont arbitré de terribles décisions dans un contexte d'incertitude ? Le risque et l'incertitude sont deux items intrinsèques aux métiers de scientifique, de médecin, de politique. De tout décideur, d'ailleurs – y compris entrepreneur. Ils forment aussi le cœur des réflexions qui ont conduit à l'élaboration du principe de précaution.

## De l'anticipation à la négation du risque

Le principe de précaution a été conçu, à l'origine, pour faire face aux répercussions de pratiques scientifiques et industrielles sur l'environnement. L'article 5 de la Charte de l'environnement est explicite : « Lorsque la réalisation d'un dommage, bien qu'incertaine en l'état des connaissances scientifiques, pourrait affecter de manière grave et irréversible l'environnement, les autorités publiques veillent, par application du principe de précaution et dans leurs domaines d'attributions, à la mise en œuvre de procédures d'évaluation des risques et à l'adoption de mesures provisoires et proportionnées afin de parer à la réalisation du dommage. » Les « affaires », dramatiques, du sang contaminé, du *prion* – une protéine infectieuse affectée à la purification de l'hormone de croissance et responsable de la maladie de Creutzfeldt-Jakob –, de l'accident nucléaire de la centrale de Tchernobyl – « Le territoire français, en raison de son éloignement, a été totalement épargné par les retombées de radionucléides », déclara un communiqué du ministère de l'Agriculture le 6 mai 1986 – participeront à étendre l'application du principe de précaution à des domaines plus larges de la science. Et à décider le président de la République à annexer, le 1er mars 2005, la Charte de l'environnement à la Constitution.

Dans le sillage de cette décision et des manifestations judiciaires inhérentes à certaines de ces « affaires », d'autres événements sanitaires feront la démonstration de comportements et d'arbitrages singuliers. Qu'il est aisé de critiquer rétroactivement, mais qu'il faut considérer dans l'incertitude du moment. Ainsi, lors de la survenue de la grippe H1N1, le milliard de masques chirurgicaux et les 700 millions de masques FFP2 achetés, les 340 millions d'euros consacrés à l'achat de vaccins… et les 48 autres millions affectés à dédommager les laboratoires après que l'État a annulé les commandes devant l'évaporation de la pandémie. Comme le symbole d'une question centrale : le principe de précaution méritait-il une loi ? Indiscutablement. Justifiait-il d'être cimenté dans la Constitution ? À mes yeux, certainement pas. Or les conséquences sur l'appréhension du risque sont considérables.

Contrairement aux préjugés, le principe de précaution n'est pas supposé être une arme de blocage, mais au contraire un dispositif actif de gestion de l'incertitude. D'ailleurs, la loi du 2 février 1995, codifiée à l'article L.110.1 du Code de l'environnement et qui a préparé la constitutionnalisation du principe de précaution, indique que « l'incertitude sur la réalité de dommages graves et irréversibles causés à l'environnement ne justifie pas l'inaction ». Le confinement du printemps 2020 en est un exemple emblématique : il fut décrété pour faire rempart aux innombrables incertitudes sanitaires que soulevait l'épreuve pandémique, alors même qu'on ne connaissait pas vraiment l'efficacité d'un confinement strict sur l'évolution de la pandémie. Or l'interprétation de sa constitutionnalisation entraîne la pénalisation d'un principe fondamental de l'arbitrage en matière de recherche scientifique : le rapport bénéfices/risques, à partir duquel il est décidé d'accomplir ou de renoncer. Dès lors, comment s'étonner que la peur du risque, l'aversion au risque aient irradié, au-delà même des domaines scientifique et politique ?

En 1994, la découverte des propriétés de l'AZT réduisant de 60 % la transmission du virus de la mère à l'enfant est un immense espoir. Très vite, décision est prise d'appliquer – sur le plan national et pas seulement dans un essai thérapeutique – le traitement aux femmes séropositives pendant la grossesse et l'accouchement, et aux nouveau-nés pendant les six semaines suivant leur naissance. Les remontées d'informations révèlent l'apparition de quelques cas de cytopathies mitochondriales, généralement de nature génétique, mais possiblement induites par des médicaments. Une maladie un peu délicate, de pénétrance variable, mais surtout susceptible de provoquer chez les enfants des troubles neurologiques ou musculaires qui condamnent leur espérance de vie. Le lien de cause à effet n'est pas clair. Ma fonction d'expert à l'OMS me permet de centraliser des données internationales, et à leur lecture nous considérons que le rapport bénéfices/risques penche très nettement en faveur de la poursuite du traitement. Un arbitrage exprimé dans l'instantanéité du moment, en dépit de l'absence de recul, sous la pression d'une situation sanitaire effroyable. Une décision prise en tremblant, car nous ignorons alors l'ampleur que cette survenue est susceptible de connaître dans les mois ou les années suivants. L'histoire, vingt-cinq ans plus tard, nous donne raison ; mais longtemps – y compris lorsque je dirigeais dix ans plus tard l'Agence nationale de recherches sur le SIDA et les hépatites virales (ANRS) – le doute m'a dévoré. Fallait-il renoncer à sauver des millions d'enfants de la contamination parce que le traitement plongeait peut-être quelques-uns d'entre eux dans un terrible avenir ? Fallait-il sacrifier ces femmes et ces enfants et attendre plusieurs années, le temps de l'absolue certitude, pour décider de la mise en œuvre du dispositif sur le plan international ?

### La gestion de la pandémie Covid-19 elle aussi à l'épreuve

La pandémie Covid-19 a convoqué le principe de précaution a bien d'autres occasions que le confinement. Deux d'entre elles sont symptomatiques de sa difficile évaluation.

La réouverture des écoles en mai 2020 était majoritairement déconseillée au sein de la communauté scientifique, mais elle était un vœu du chef de l'État au nom d'une cause sociale et éducationnelle elle aussi prioritaire. Selon un rapport bénéfices/risques délicat à établir – mettant en perspective deux paradigmes hétérogènes : le risque de contamination *versus* le désarroi d'enfants et d'adolescents privés de relations sociales, d'apprentissage, d'accueil extérieur à des lieux de vie parfois pénalisants –, la décision l'a emporté contre le principe de précaution.

À la fin de l'hiver 2021, l'offre vaccinale est de deux types : révolutionnaire (méthode mRNA développée par Pfizer-BioNTech et Moderna) ou classique (AstraZeneca). En mars, différentes études soulignent la survenue, chez de jeunes sujets, de cas de thrombose – une trentaine en France – possiblement liés au vaccin AstraZeneca. Le 15, l'État français précède la publication de l'avis sanitaire européen et suit le mouvement initié en Autriche une semaine plus tôt et poursuivi en Allemagne et en Espagne : au nom du principe de précaution, il suspend son utilisation. Quelques jours plus tard, l'autorisation est rétablie, seulement aux plus de cinquante-cinq ans – auparavant elle était réservée aux… moins de cinquante-cinq ans. Mais il est trop tard. La confiance est rompue. La publication de chiffres démontrant l'extrême rareté des pathologies – au 27 mai 2021, 47 cas (dont 12 décès) étaient comptabilisés, sur les 4,8 millions de Français ayant reçu une injection – et les déclarations extrêmement rassurantes des professionnels de santé ne suffisent pas à la restaurer. Au moment où les autorités politiques et le Conseil scientifique s'employaient non sans difficulté à convaincre la population de se vacciner, cette suspension intervenait comme un terrible obstacle, diffusant un doute délétère sur l'innocuité de tous les vaccins. Cette fois, le principe de précaution n'avait pas été surmonté, quand bien même le rapport bénéfices/risques était spectaculaire, indiscutable. Nul doute que le spectre judiciaire a pesé dans cet arbitrage difficile et controversé.

Le principe de précaution n'est pas le principe de prévention ni le principe de prévision (ou d'anticipation). Or trop souvent tous trois font l'objet d'un amalgame. Le principe de précaution s'applique lorsque le risque est invisible, indéchiffrable ou insaisissable. Le principe de prévention somme d'adapter les décisions à des risques connus. Le principe de prévision questionne la méthode pour anticiper une crise dans un contexte de risques multiformes – connus et inconnus.

Il est fondé de penser que le long feuilleton judiciaire ayant impliqué Laurent Fabius et Georgina Dufoix a inspiré au principe de précaution la propriété de protéger, davantage que l'environnement et la population, d'un procédé délétère intentionnellement déployé. Davantage, c'est-à-dire les décideurs politiques, que l'exposition au risque peut menacer de possibles répercussions pénales. Ce qui questionne la contribution du principe de précaution non seulement à la vitalité de la recherche et de l'innovation, mais aussi au fonctionnement de la démocratie.

# Une révolution philosophique, méthodologique et humaine qui profite aujourd'hui aux grands sujets éthiques de la science et du soin

*J'ai, la communauté scientifique et médicale a, les corporations de soignants ont considérablement appris de l'épidémie du SIDA. Les enseignements, universels, bouleversent la pratique éthique de la recherche et du soin, au barycentre de laquelle stationne la règle de coconstruction. Stationne, c'est-à-dire sommeille ou rayonne, piétine ou entraîne, selon la dynamique que lui insuffle le relais politique. Lequel toutefois n'a d'autre choix que de l'accepter : la révolution citoyenne est en marche. Inexorablement.*

## Une leçon sur la fin de vie

À l'acmé de l'épidémie du SIDA (1990-1994), avant l'apparition de la trithérapie, les malades quittaient la vie dans des conditions épouvantables. À l'hôpital de

Bicêtre, environ 130 patients décédaient chaque année dans le service. Certains étaient accueillis et traités depuis longtemps, instillant là un puissant lien affectif avec le personnel. Lequel se trouvait confronté à des situations extrêmement douloureuses ; ainsi lorsque le compagnon, ostracisé par la famille du malade, calculait ses visites pour ne croiser personne ou se retrouvait dans une effroyable solitude lorsque la mort emportait son ami après qu'il l'eut accompagné pendant plusieurs années. Ainsi quand des parents, une épouse, des enfants rejetaient un malade que sa bisexualité cachée avait exposé au virus. Les décès s'additionnaient sans que nous puissions juguler leur rythme. Et les conditions de fin de vie étaient indicibles. Souvent, ces existences s'achevaient dans un étouffement insupportable. Le personnel de nuit me rapportait à mon arrivée le matin : « Patron, vous ne savez pas tout. Vous ne savez même rien de la réalité : la nuit, les malades nous confient leur véritable désespoir. »

Que faire ? Chaque fois que je consultais le Conseil de l'ordre des médecins pour m'aider à statuer sur des patients, aucune réponse ne m'était apportée. Et de toute façon, aucune consigne n'était énoncée par les tenants de la profession. Nous appelions au secours, en vain. Nous étions livrés à nous-mêmes. Alors, dans des circonstances très exceptionnelles, j'ai été amené à prendre des décisions pour une « aide médicale à mourir » au bénéfice de patients condamnés, meurtris par une souffrance innommable, et qui nous suppliaient d'abréger leurs souffrances. De tels arbitrages résultaient d'un accord collégial, je procédais le plus souvent personnellement à l'acte afin d'en épargner les infirmiers. Un jour, un prêtre au chevet d'un malade me confia : « Je ne veux pas savoir ce que vous allez faire, mais je comprends ce que vous allez faire » – de ces épreuves débutent d'ailleurs les interrogations et même les conflits éthiques auxquels mon statut de médecin et ma foi catholique sont confrontés. À l'époque, il n'existait pas de loi pour déterminer un cadre à la fois législatif et éthique. Depuis, l'introduction puis l'évolution de ce cadre ont fait la preuve de leur utilité pour encadrer les soignants dans ces moments d'une complexité humaine majeure.

Dans ces rencontres d'une intensité émotionnelle indescriptible, j'ai cultivé plusieurs principes : la capacité de hiérarchiser l'essentiel et de relativiser lorsque surgit toute nouvelle situation – d'où, par exemple, l'indifférence que m'inspirent les messages haineux sur les réseaux sociaux dont j'ai été l'objet à la tête du Conseil scientifique durant la crise pandémique – ; une « matière » humaine et éthique incomparable qui a nourri mon cheminement ultérieur ; une force, une détermination intérieure, qui rendait mon engagement invulnérable ; enfin, l'acceptabilité de chaque autre.

Pas un jour en effet j'ai soupçonné que la recherche pourrait ne pas aboutir. Bien sûr, des moments de doute, parfois même d'abattement ont gagné les équipes. Mais aucun n'a découragé ou exhorté à l'abdication, surtout après la démonstration des propriétés de l'AZT sur la transmission mère-enfant du VIH ; nous étions alors confortés dans notre conviction de trouver un jour un traitement. Demeurent toutefois deux enjeux majeurs de recherche : élaborer un traitement antiviral qui éradique le virus, mettre au point un vaccin contre le VIH. La raison de l'échec d'un vaccin, y compris aux États-Unis, est liée à l'extrême complexité de ce virus qui interagit directement – contrairement au SARS-CoV-2 – avec le système immunitaire. La technique des vaccins mRNA adaptée au VIH montre, pour l'heure, des premières données décevantes. L'enjeu reste entier.

### Monde associatif, communauté militante et activiste : bienfaitrice déflagration

Le récit de ma détermination de scientifique pendant ces nombreuses « années SIDA » remet en question l'existence, possible, d'un engagement militant. Comme il est reproché, quarante ans plus tard, à certains scientifiques du climat d'être guidés dans leur travail par une quête militante susceptible d'en altérer l'impartialité, la critique, voire la véracité. Je ne pense pas avoir été intrinsèquement porté par une motivation autre que scientifique et humanitaire. Ni les causes militantes ni les aspirations politiques, aussi louables soient-elles, ne m'ont jamais détourné de ma trajectoire de médecin et de scientifique. En revanche, l'« aventure SIDA » m'a confronté à un milieu associatif et activiste riche d'immenses enseignements – et qui m'a amené, je le reconnais volontiers, parfois à flirter avec des raisonnements militants.

Lorsque le VIH fait son apparition, ce monde associatif m'est inconnu. Lors des premières années de l'épidémie, le SIDA frappe très massivement des publics singuliers, pour la défense desquels se forment immédiatement des groupements de patients. Ils se dénomment Act Up, AIDES puis Sidaction ; leur voix, brûlante et provocatrice, est à l'unisson du drame et du désespoir que traverse une communauté homosexuelle victime déjà de profondes discriminations. Très vite, leurs représentants et le monde médical et des soignants apprennent à se connaître, parfois à ferrailler durement, et à coopérer. Leur niveau de connaissance du sujet est considérable, et leur apport sur la réalité physique et émotionnelle des malades se révèle déterminant. Je les convie à intervenir lors des congrès, et plus prosaïquement à chaque niveau des processus de décision de la construction de la science et de la recherche. Leur avis est consulté dans les conseils scientifiques et les commissions qui retiennent les projets. Certains de ces projets, notamment en sciences humaines et sociales, seront même pilotés par eux. Mais c'est là qu'intervient ma posture de scientifique exclusif, c'est-à-dire de sachant non militant, qui fixe la barrière à ne pas franchir, celle qui distingue l'œuvre scientifique de l'œuvre militante et confine cette dernière à sa place : alerter, sensibiliser, partager ses connaissances, mais nullement interférer dans la décision scientifique. Tout militant est porté par un but, et toutes les voies possibles peuvent être retenues pour l'atteindre. Seul (ou presque) le résultat compte. Le scientifique est, lui, contraint, par une multitude de facteurs – liés à l'état des connaissances, aux protocoles de recherche, à l'éthique. Le militant fait entendre sa voix de mille manières, fréquemment spectaculaires et subversives, le scientifique est dans une démarche silencieuse, laborieuse, disciplinée. L'un et l'autre visent l'efficacité, par des chemins qui parfois se superposent mais, souvent, ne peuvent pas se croiser.

L'épreuve du SIDA a révélé la capacité de ces deux univers *a priori* inconciliables de s'engager dans une dynamique collaborative inédite, et qui a grandement contribué aux progrès simultanés de la science et du soin. Avec Françoise Barré-Sinoussi et Michel Kazatchkine, nous avons, je crois, toujours essayé de coconstruire avec le milieu associatif. Ensemble. Nous, professionnels de la médecine, étions démunis face à l'irruption de cette déflagration, et l'ouverture au monde associatif a fait la démonstration que, seule et désarmée devant l'ampleur du défi scientifique, la parole du médecin est imparfaite, incomplète. Sans la participation des associations, que serait-il advenu du combat contre le SIDA ? La société aurait-elle grandi dans une meilleure acceptation des différences ?

L'action des associations, de même que la proximité et la confiance des relations qui nous ont liés à elles, a profité à la reconnaissance de la communauté homosexuelle. Le combat qu'ont mené les activistes a entremêlé la cause des malades et celle de leur spécificité sexuelle, fréquemment objet de marginalisation et de discriminations. Leur victoire est double. En prenant appui sur le drame du SIDA, nombre d'intellectuels homosexuels ont investi le champ politique et ainsi propulsé les enjeux de leur communauté au-delà de la maladie. La proximité du président François Mitterrand avec Pierre Bergé clamant que le SIDA était une « maladie politique » a irrigué l'ensemble des réseaux, y compris médiatiques. Jusqu'alors nombre d'homosexuels dissimulaient, maquillaient, taisaient leur orientation ; la lutte activiste les a désinhibés.

La manière dont le personnel soignant a lui-même évolué est emblématique. Aux craintes voire à certains rejets au début de l'épidémie, se sont imposées une empathie et une attention poignantes. La confrontation à la profonde dégradation physique et à la désespérance de ces jeunes patients, mais aussi la rencontre avec les compagnons, les amis, les familles des condamnés ont démythifié les peurs et ont révélé chez beaucoup une humanité insoupçonnée. À Antoine-Béclère en 1984, quelques semaines ont suffi pour que les préjugés tombent, des aides-soignantes habituées à des publics davantage féminins et de catégories sociales défavorisées ont fait la découverte d'un environnement inédit auquel, très vite, elles se sont attachées. Ce retournement propre au milieu médical augurait une révolution sociétale de grande ampleur. Toute l'histoire de l'homosexualité en France s'en est trouvée bouleversée, et de là s'est formé un continuum qui a abouti au mariage pour tous. Une forme de concrétisation de la lutte et des avancées des droits sociaux homosexuels qui ne doit pas effacer l'immense drame humain que l'épidémie a provoqué au sein de la communauté. Le chemin parcouru vis-à-vis des usagers de drogue reste, en revanche, beaucoup plus timide et rappelle que le « modèle SIDA » peut aussi avoir des limites.

**Ebola, un trait d'union entre les « expériences » VIH-SIDA et Covid-19**

En avril 2014 – je dirige l'ANRS et l'Institut des maladies infectieuses à l'INSERM –, le virus Ebola est isolé en Guinée. Jusqu'alors, la plupart des nouveaux virus étaient transférés aux Centers for Disease Control and Prevention (CDC) d'Atlanta ; cette fois, via Médecins sans frontières (MSF) à l'origine des premiers contacts sur place, c'est au laboratoire P4 haute sécurité de Lyon que revient, à partir d'avril, la responsabilité de l'isoler – *de facto*, la France va exercer un leadership dans la dissection de la maladie. Aussitôt, inspiré des pratiques organisationnelles et managériales extrêmement réactives des National Institutes of Health (NIH) américains, je propose – avec une « douce » pression – à une partie des équipes, notamment d'Afrique (Sénégal et Côte d'Ivoire), affectées au VIH, de se rediriger vers la recherche opérationnelle sur Ebola. Une suggestion régalienne à laquelle la totalité des collaborateurs ciblés fait le choix d'adhérer dès juin.

J'initie immédiatement une dynamique de coopération transnationale – de l'« expérience VIH », je sais combien elle sera clé. Une fois l'urgence internationale décrétée par l'OMS, la France, la Grande-Bretagne et les États-Unis se « partagent » l'aide à l'organisation de la réponse dans les pays d'Afrique de l'Ouest sur lesquels leurs équipes fondent leurs investigations : respectivement la Guinée, la Sierra Leone et le Liberia. L'efficacité de la coordination se révèle déterminante, et c'est avec les mêmes figures qu'aux temps critiques de la lutte contre le VIH que se compose le collectif – notamment Anthony Fauci, que je retrouverai six ans plus tard lorsqu'il sera le conseiller médical de Donald Trump pendant la pandémie du Covid-19. À la fin de l'été, Olivier Lyon-Caen, conseiller santé et recherche médicale du président François Hollande, me communique la vive inquiétude des autorités publiques : un « vent de panique » les traverse depuis que des familles en provenance de Guinée ont atterri sur le sol français et que des cas suspects sont apparus. Quand bien même la transmission du virus est modeste, son mode de transmission – le toucher, cutané – exacerbe les peurs. D'autant plus qu'au début de la pandémie le taux de décès atteint 80 %.

En effet, le virus Ebola n'est pas « né » en 2014. Il sévit depuis des décennies. Simplement ses capacités de diffusion grandissent avec l'évolution des déplacements et des transports, avec aussi le principe de rupture de la barrière d'espèces. Dans les années 1950, il faisait irruption dans un village, contaminait un à un les habitants, décimait la population, et achevait ainsi son parcours faute de contact avec d'autres communautés – parce qu'elles résidaient trop loin ou se calfeutraient en prévention. Le « réveil » d'Ebola en 2014 effraye parce que le monde a bien changé. Ce « réveil » cristallise l'entremêlement de facteurs déclencheurs ou aggravants (modifications du climat, déforestation, hyperproximité des espèces animale et humaine, urbanisation irraisonnée, disparition des distances entre la nature et la ville, etc.), baptisé zoonose. Ainsi, au petit matin dans la brousse guinéenne, où la rupture de la barrière d'espèces « libère » le virus, un bûcheron contracte Ebola. Le soir, il prend le car et rejoint son village. Le lendemain, il rallie la capitale Conakry pour embrasser sa famille qui rentre en France après quelques semaines de vacances. Celle-ci emprunte un vol d'Air France et atterrit à Paris. Puis les parents reprennent leur travail et les enfants le chemin de l'école. Pendant les huit jours d'incubation de la maladie, imagine-t-on le nombre de personnes potentiellement contaminées ?

L'urgence d'une coordination s'impose, et l'Élysée me nomme fin septembre délégué interministériel, en tandem avec une diplomate atypique et très active, Christine Fages. Une fonction à l'interface opérationnelle et concrète des champs de l'aide médicale, de la recherche et de la politique – de toutes les responsabilités que j'ai exercées avant et après, elle est la plus engagée politiquement puisqu'elle dépasse l'expertise scientifique à laquelle la direction de l'ANRS ou plus tard la présidence du Conseil scientifique sont circonscrites. Comment oublier cet exposé que je présente, trois jours après ma nomination, au ministère de l'Intérieur, place Beauvau ? Devant moi tous les préfets, légitimement inquiets. À l'aune de nos connaissances de la maladie, des mesures drastiques de contrôle aux frontières et de fermeture des vols en provenance des pays ciblés, je leur confie mon sentiment : le territoire français n'est pas menacé. On me réclame un engagement écrit de mon pronostic...

Le contexte institutionnel national et international témoigne d'une réactivité et d'une efficacité de bon niveau ; en France, grâce à la qualité de mes relations avec la ministre des Affaires sociales et de la Santé Marisol Touraine et avec la cellule diplomatique – le binôme scientifique diplomatique aura finalement très bien fonctionné, ce qui est (malheureusement) inhabituel dans le modèle français contrairement à son *alter ego* anglo-saxon – ; et dans le reste du monde, sous l'égide de l'OMS, de l'ONU, de la Commission européenne, et avec la contribution déterminante des ONG (MSF, Médecins du monde, les représentations locales, française et internationale de la Croix-Rouge). Quelques couacs illustrent l'inégalité de connaissances et de maîtrise de la communauté internationale. L'un d'eux est retentissant. En mai 2015 à New York, je me prépare à intervenir au nom de la France lors de la séance spéciale consacrée à Ebola. Les délégations de chaque pays se succèdent au pupitre selon un protocole et une solennité rigoureux. Juste avant mon passage, deux d'entre elles énoncent d'insupportables erreurs d'ordre médical. Je ne peux m'empêcher : en préambule de ma déclaration – rédigée dans un langage diplomatique duquel j'avais par ailleurs décidé de m'écarter –, j'expose publiquement ma démonstration scientifique des erreurs exprimées précédemment. Ce n'était pas très… diplomatique !

De septembre 2014 à l'été 2015, j'effectue six missions en Guinée, la plupart dans des zones reculées, dans des conditions de transport rocambolesques. Et dans un contexte diplomatique tendu. Ahmed Sékou Touré a présidé le pays de 1958, date d'accès à l'indépendance, à sa mort en 1984. Alpha Condé a succédé à Lansana Conté après une succession de joutes et de procès – qui lui vaudront l'emprisonnement – et commande le pays depuis 2010. Depuis une quarantaine d'années, les relations avec la France sont marquées par une succession de ruptures qui ont éloigné l'Hexagone des priorités diplomatiques et économiques du régime. À la faveur d'un audacieux déplacement de François Hollande le 28 novembre 2014, elles vont connaître un sursaut spectaculaire.

L'avion présidentiel nous embarque pour Conakry au moment où Air France est, de toutes les compagnies internationales desservant les pays en cause, la seule depuis plusieurs mois qui a maintenu un vol – sous très haute sécurité et avec un personnel volontaire. Notre arrivée sur le tarmac de l'aéroport guinéen s'effectue dans des conditions irréelles. Des centaines de milliers d'habitants couverts de drapeaux tricolores ovationnent le cortège, le cordon policier se trouve très vite dépassé, la liesse s'empare du convoi. Un moment qui célèbre la détermination et l'engagement, à bien des égards courageux, de la France envers une nation à laquelle elle était, indépendamment des discordes historiques, intrinsèquement fidèle dans la traversée de cette terrible épreuve sanitaire.

Les images que restituent mes premiers déplacements sont effroyables. En juin 2014, le taux de létalité atteint 80 %. La prise en charge des patients suspects ou avérés s'effectue dans des unités médicales dédiées, organisées par des médecins guinéens souvent formidables et les ONG. Le protocole interne est implacable : toute personne suspectée d'être contaminée est cloîtrée dans la zone d'isolement, puis, une fois « confirmée », déplacée dans l'unité de prise en charge. Là, soustraite à sa famille, dans de nombreux cas elle décède, puis est extraite dans un linceul blanc et déposée dans une fosse commune recouverte de chaux vive. Dans le contexte conflictuel historique avec le pays, la « contribution » des acteurs français, notamment des ONG, à ce protocole violent exacerbe l'hostilité et complexifie leur intervention. Et les spécificités religieuses n'apaisent pas le tourment : environ trois quarts de la population guinéenne est musulmane, or les pratiques de l'islam lors des enterrements invitent à de nombreuses séquences de toucher et donc enflamment la propagation du virus. Il est urgent de réglementer plus durement ces funérailles. Le président Alpha Condé m'avoue sa grande difficulté à intervenir compte tenu du contexte religieux, mais me confie les clés du dialogue avec les imams.

S'engagent alors les palabres avec une myriade d'imams – la religion musulmane échappe à une organisation et une autorité hiérarchiques comme celles régnant sur l'Église catholique –, la plupart régissant les petites mosquées de petits villages et souvent plus influents et plus puissants que leurs *alter ego* des grandes mosquées des grandes villes. L'une de ces rencontres constitue un virage décisif. Au début houleuse, elle se durcit plus encore lorsque, face au déni de mes interlocuteurs, je n'ai pas d'autre choix que de les placer au pied du mur : « Maintenant, vous savez. Ne rien faire signifie endosser la responsabilité de laisser le virus se diffuser dramatiquement. » Le climat s'apaise. Ils s'engagent sur certaines mesures et réclament de notre côté un comportement davantage respectueux du culte – par exemple, la couleur blanche des linceuls heurte leurs pratiques. Une nouvelle fois, l'imbroglio trouve son issue dans le dialogue et la coconstruction des solutions.

Assez vite ensuite, les progrès se succèdent. Les mesures de prise en charge médicale conduisent à ramener le taux de mortalité à 30 %. L'ensemble du dispositif de santé publique mobilisant chercheurs, médecins et ONG peut s'appuyer sur un maillage efficace du territoire, importé des méthodes en santé publique soviétiques et cubaines. En France, l'INSERM s'engage résolument sur plusieurs programmes de recherche, en particulier sur les essais thérapeutiques (à partir de l'antiviral favipiravir) et sur les essais vaccinaux – en lien avec l'OMS.

Les résultats du premier essai vaccinal avec une technique dite « en anneaux » sont disponibles début 2016 et se révèlent favorables. L'épidémie s'est déjà profondément réduite dans les trois pays en raison des mesures de santé publique et d'isolement. Une nouvelle génération de médecins et de jeunes chercheurs guinéens sort grandie de cette crise et restera un partenaire fidèle de la France dans les années qui suivent.

**Plus rien ne devra être comme avant**

Les années consacrées à la lutte contre le SIDA – et, dans une moindre mesure, au virus Ebola – sont les plus intenses de ma carrière de médecin, les plus mémorables de ma trajectoire d'homme. Surtout, elles ont constitué, au sein de la communauté scientifique mobilisée, une « parenthèse » inoubliable. Nous sommes partis de zéro, de rien, du néant, nous avons défriché pas à pas, nous avons progressé au rythme des grandes découvertes ou plutôt des infimes avancées. Nous nous sommes exposés à un défi scientifique et médical qui a bouleversé notre exercice du métier de médecin. Nous avons formé des équipes pluridisciplinaires (immunologie, virologie, infectiologie, hépatologie, épidémiologie) et extraordinairement soudées. Nous avons disposé de moyens financiers très importants à l'échelle de la France, nous avons expérimenté de nouvelles gouvernances, et nous avons joui d'une liberté d'initier et d'entreprendre inédite. Nous nous sommes plongés dans une épidémie qui frappait la planète et qui a donc convoqué des interventions et des collaborations internationales et multiculturelles d'une formidable richesse. Nous nous sommes confrontés à un milieu associatif qui nous était jusqu'alors inconnu et dont nous avons tant appris. Nous avons diffusé les enjeux humains et cliniques de la maladie dans les domaines politique et sociétal. Nous avons, plus tard, occupé des postes clés au sein des instances qui charpentent l'organisation de la santé (recherche et soin), et ainsi, dans le sillage de notre expérience, nous avons « entraîné » avec succès la communauté consacrée aux hépatites virales (ANRS Hépatite) puis à la tuberculose, et aujourd'hui celle dédiée aux maladies infectieuses émergentes (ANRS-MIE) dirigée par le professeur Yazdan Yazdanpanah, issu lui-même de ces combats. Surtout, entre soignants et avec les malades, nous avons accompli une aventure humaine, une aventure émotionnelle qui a éclairé nos âmes. Une aventure dont les enseignements, universels, dépassent son périmètre et imprègnent notre époque.

Dans le sillage du sociologue et disciple de Michel Foucault, Daniel Defert (1937-2023), fondateur et premier président de AIDES, l'étendue du pouvoir médical et plus particulièrement la répartition des pouvoirs de dire, d'administrer, de décider entre le médecin et le patient d'une part, entre la communauté médicale et la société d'autre part, ont été remises en cause en profondeur. Au début, j'en étais heurté. Puis très vite j'ai saisi l'extrême richesse du questionnement. J'ai décidé de m'y ouvrir plutôt que de m'en affranchir, et les enseignements ont forgé l'autre médecin que j'allais devenir. Un médecin dont les certitudes nourries par sa formation et des années de pratique étaient ébranlées, un médecin dès lors engagé dans un... militantisme – celui-là strictement intellectuel – en faveur d'une conviction alors très isolée : la maladie appartient au patient, elle n'est pas la propriété du médecin, et donc elle doit être combattue main dans la main par les deux parties prenantes. Ce qui implique de repenser l'enseignement de la médecine et l'organisation du système de soins dans ce sens. À cette fin, les associations de lutte contre le SIDA ont exercé un rôle central, et ma grande proximité avec elles a bouleversé mon existence de médecin, d'éthicien, d'homme, et même de pratiquant catholique – de là, notamment des débats sur l'emploi du préservatif, naissent mes premières divergences de fond avec l'institution de l'Église, laquelle ajoutait à l'intolérance dogmatique l'irresponsabilité sanitaire.

Cette prise de conscience a été fondamentale, plus tard, dans l'approche éthique de la médecine que j'ai proposée au sein du Comité consultatif national d'éthique (CCNE). S'il est reconnu que médecine et société sont des items inséparables, que le traitement éthique soulevé par l'une n'est pas dissociable des aspirations et des savoirs exposés par l'autre, cela exige que leurs représentants s'écoutent, se respectent et coopèrent. Ce que la Convention citoyenne sur la fin de vie a formidablement mis en lumière. Comme l'a également démontré la gestion de l'épidémie Ebola, la coconstruction est un trésor, elle est devenue la clé de voûte des relations entre patients et soignants, entre scientifiques et société civile, entre politiques et citoyens. Puisqu'elle conditionne l'élément central du lien : la confiance. Chacune de ces parties prenantes réclame d'être actrice, aucune ne peut penser et agir isolément. Désormais, toute issue aux enjeux éthiques de la science et du soin ne peut être conçue qu'avec les partenaires citoyens, surtout lorsqu'elle appelle une interprétation politique. Désormais et, je l'espère, plus encore et pour toujours.

# CCNE : une inspiration pour la démocratie

# Fin de vie : l'opportunité d'une concorde

*Le débat sur la fin de vie, initié par une autosaisine du Comité consultatif national d'éthique (CCNE) en 2021 a mis en lumière l'importance de prendre le temps de réfléchir sur un sujet éminemment complexe, sensible, intime. En recourant pour cela à différents outils de la démocratie en santé : un avis d'« experts » (l'avis du CCNE), des débats en régions* via *les espaces de réflexion éthique régionaux, et la Convention citoyenne organisée par le Conseil économique, social et environnemental (CESE). Ce processus constitue un rouage déterminant du progrès démocratique qu'il revient aux parlementaires de conclure par la loi. L'ensemble forme un « tout », pensé pour être indivisible s'il veut révéler sa substantifique moelle.*

*Plus encore, je pense qu'il restaure les trésors du dialogue apaisé, respectueux, éclairé, préambule à la régénération d'une démocratie aujourd'hui moribonde. Les manières d'envisager la fin de vie ne font pas l'unanimité, comme l'illustrent les fortes tensions entre protecteurs et réformateurs de la loi Claeys-Leonetti, entre militants du suicide assisté et praticiens des soins palliatifs, entre croyants inséparables ou affranchis du dogme ; mais la manière de conduire le débat public et politique propose une concorde qui est déjà une victoire. Et qui peut, demain, servir de référence à l'évolution de l'architecture démocratique.*

Fin décembre 2016, François Hollande me nomme président du CCNE. Quelques semaines plus tard, je prends mes fonctions dans le sillage de Jean-Claude Ameisen. Peu, alors, me créditent de manière factuelle pour cette responsabilité. D'ailleurs, ma surprise est grande lorsque le président de la République me la propose. Je n'ai jamais siégé au sein de l'instance, je ne possède ni formation ni expérience académique d'éthicien, je n'ai rien publié sur le sujet. Je ne suis pas un intellectuel de concept mais de terrain, qui a ensemencé sa vision éthique des choses dans l'expérimentation, dans l'action. Sans doute ma nomination tient-elle à la présence permanente des enjeux, des problématiques, des défis éthiques sur mon itinéraire de médecin. Et à mon acceptation ne sont pas étrangers vraisemblablement le besoin de prendre recul et distance avec des décennies d'opérationnalité frénétique et, indiscutablement, l'épreuve intime que je traverse depuis la disparition de ma fille un an plus tôt. La présidence du CCNE m'invite à animer un champ de réflexions et à m'inscrire dans un temps long dont, consciemment ou non, j'espère peut-être qu'ils « me » profiteront. Pour une fois, les intérêts altruiste et personnel se chevaucheront équitablement. « Un cow-boy à la tête de l'éthique », titre *Libération*, signifiant là que l'hyperactif entre dans une responsabilité soumise à une temporalité et à des pratiques auxquelles il n'est pas habitué, mais qui est cohérente dans un continuum d'expériences multiples.

Ainsi je me retrouve à « garder la maison CCNE », à stimuler un espace singulier, rare d'intelligence collective, à guider cette boussole éthique dans une époque de révolutions technologiques, de questionnements moraux, de transformations sociétales inédits. Je m'y épanouis car je peux appliquer au quotidien la méthodologie à laquelle je suis si sensible depuis l'aventure VIH-SIDA : les trois communautés des sachants, des politiques et des citoyens (*via* les associations et représentants de la société civile) composent un triangle équilatéral, à l'intérieur duquel prospère le débat, au centre duquel se dégagent le compromis puis la coélaboration, et enfin l'action concertée. Un exemple de pratique démocratique et de méthode décentralisée sur l'ensemble du territoire, que l'organisation des États généraux de la bioéthique va particulièrement mettre en lumière tout au long du premier semestre 2018. À cette occasion, en collaboration avec les espaces de réflexion éthique régionaux (ERER), le

CCNE se déporte de son autocentrisme, ou entre-soi « d'intellectuels du VII$^{e}$ arrondissement », et accepte d'explorer une éthique du terrain, ouverte sur la cité, en prise concrète avec les inquiétudes, les attentes, les propositions de la population. Il engage une bifurcation, étendant aux enjeux sociétaux, projetant sur l'impact sociétal le périmètre de ses investigations d'ordre scientifique. Depuis, nombre de sujets – numérique (doté de son propre Comité national pilote d'éthique du numérique, le CNPEN), procréation médicalement assistée, migrants, consentement… – étayent cette orientation. Et c'est à l'aune de cette double évolution éditoriale et méthodologique qu'il fait le choix de s'emparer en juin 2021 de l'immense thème de la fin de vie. Immense en effet, car terriblement intime, terriblement spécifique à chacun, terriblement humain, donc terriblement difficile à traiter.

Lors des débats préparatoires des États généraux de la bioéthique réalisés dans et avec les ERER, les interrogations citoyennes portaient pour l'essentiel sur l'étendue de la loi Claeys-Leonetti promulguée le 2 février 2016 : son contenu, sa mise en œuvre et, déjà, ses limites. Étaient alors soulevés les conditions de son application, mais aussi les cas auxquels elle ne pouvait pas apporter de réponse. Il avait été décidé, d'emblée, que la possible remise en question de ce cadre sur la fin de vie constituait un chantier si imposant qu'il devait être disjoint de la législation sur la bioéthique. En juin 2021, dans une période Covid-19 à l'origine d'importants sujets éthiques en lien avec la mort, le CCNE s'inquiète des velléités de parlementaires décidés à faire des propositions de loi extrêmement précipitées sur la fin de vie. Alors il s'autosaisit, au nom de l'impérieuse et souveraine nécessité de ne rien hâter, celle aussi de se donner le temps de partager la réflexion et de penser les recommandations *avec* les citoyens.

Quinze mois plus tard, en septembre 2022, le CCNE rend son avis 139, « Questions éthiques relatives aux situations de fin de vie : autonomie et solidarité ». Deux principes éthiques qui au gré des circonstances progressent de concert ou sont en conflit. En l'occurrence, l'aspiration à l'autonomie – c'est-à-dire la liberté individuelle de déterminer les conditions de sa fin de vie – peut entrer en tension avec l'exigence de solidarité – c'est-à-dire une approche collective, communautaire de la fragilité à laquelle est exposée toute personne qui s'interroge sur sa fin de vie. En d'autres termes : à qui notre mort appartient-elle ? À nous-mêmes ou à la société – et concomitamment aux soignants, puisque les décès ne surviennent plus à domicile comme autrefois, mais, pour trois quarts d'entre eux, dans des unités médicalisées ?

Le CCNE recense quatre grandes observations-recommandations : la loi Claeys-Leonetti est riche d'avancées significatives (suspension de l'obstination déraisonnable, importance de la personne de confiance, possibilité de sédation profonde et continue) et déjà disruptives pour une partie du personnel soignant, mais elle est insuffisamment connue – y compris des professionnels de santé – et mise en œuvre. Le dispositif des soins palliatifs a considérablement progressé depuis quelques années ; certes, des départements ne possèdent pas encore d'unité de soins palliatifs, mais tous sont équipés de lits dédiés. Pour autant, des lacunes existent : les EHPAD, peu médicalisés, n'ont pas d'offre adaptée – et sont contraints de transporter aux urgences hospitalières les « locataires » qui y achèvent leur existence parfois dans des conditions inhumaines –, et le nombre d'« équipes mobiles de soins palliatifs » est trop faible pour honorer les demandes de soins palliatifs à domicile. Par ailleurs, il existe des « situations » pour lesquelles les réponses apportées par la loi sont perfectibles. Un patient atteint de la maladie de Charcot ou en cinquième ligne de chimiothérapie dont le pronostic vital est engagé à moyen terme (de quelques semaines à quelques mois) n'a-t-il pas droit, s'il le souhaite, au nom de sa dignité, au nom de sa liberté d'échapper à la déchéance, d'être soustrait à des protocoles qu'il juge d'obstination déraisonnable ? S'il réclame une aide médicale à mourir, est-il juste que la société et l'État français ne lui donnent pas vraiment de réponse et l'obligent à franchir la frontière pour se rendre en Suisse ou en Belgique ? Enfin, dans son avis le CCNE préconise une méthode : développer des débats d'information publics en régions – au 1er juin 2023, 350 s'étaient tenus qui avaient réuni plus de 45 000 participants –, organiser une grande convention citoyenne, afin que la société s'approprie un sujet auquel chaque Français est lié dans son intimité, et même dans sa chair. Ce préambule citoyen est déterminant et doit précéder, nourrir, conditionner le débat parlementaire amené à légiférer. Méthodologie avalisée par l'Élysée.

La tenue de cette Convention citoyenne, sous l'égide du CESE, a été exemplaire. Cent quatre-vingt-cinq participants tirés au sort à partir de panels plutôt représentatifs des catégories socioprofessionnelles et de la géographie – une « image de la France » –, neuf sessions de travail non rémunérées pendant des week-ends étalonnés de décembre 2022 à avril 2023, vingt-sept heures de dialogue, un comité de gouvernance divers et impartial, un budget de 4,5 millions d'euros, et des débats d'une intensité et d'une profondeur remarquables.

Ma recommandation était de « guider » ces derniers autour d'une grappe de problématiques ou d'angles synthétiques, afin de faciliter l'engagement de contributeurs par nature profanes sur un sujet éminemment sensible et complexe. Elle n'a pas été suivie. Tant mieux ! Les participants se sont en effet plongés dans des premières auditions destinées à « acquérir la connaissance », puis ils ont fait le choix de déterminer un très large éventail de thèmes et de questionnements, les ont investigués et ont statué. Ils ont construit eux-mêmes leur convention, ils ont veillé à assurer aux arguments de la majorité et à ceux de la minorité (environ 25 %) favorable au *statu quo* de la loi Claeys-Leonetti une place équivalente – comment oublier, le dernier jour, la déclamation d'une participante leader de cette frange minoritaire louant la loyauté et la tolérance que le « camp adverse » avait réservées à sa parole ? Cette appropriation et ce sens de l'égalité ont conditionné le succès. La qualité des débats – l'écoute, la considération de chacun pour des profils formant une mosaïque si bigarrée, le respect d'opinions divergentes parfois même antithétiques – et celle des préconisations créditent pleinement leur audace.

Finalement, l'assemblée a suggéré le développement des soins palliatifs, de la culture palliative, et l'ouverture, sous conditions, du suicide assisté et de l'euthanasie. Surtout, elle a livré une grande leçon de démocratie.

Il faut espérer qu'elle connaisse une issue différente de celle qui a conclu les travaux de la Convention sur le climat. Certes, il est délicat de comparer *pro forma* les deux aventures citoyennes : l'une a convoqué un large éventail de sujets environnementaux et était lestée de traductions économiques, infrastructurelles et politiques nombreuses et conflictuelles ; l'autre a sollicité un panel de thèmes bien plus resserré et homogène et n'appelle pas d'autres confrontations que philosophique et humaine. Pour autant, la frustration qui a traversé les acteurs de la Convention sur le climat une fois leurs conclusions passées au tamis politique ne peut pas, ne doit pas se reproduire. Le témoignage démocratique que livre l'expérience *ad hoc* sur la fin de vie doit connaître une incarnation politique qui respecte et même honore la riche contribution des volontaires.

Celle-ci doit servir de repère dans un moment (l'été 2023) où la démocratie nationale est si bousculée, écartelée entre une contestation enflammée de la démocratie représentative et une aspiration irréversible à la démocratie délibérative – terme auquel je préfère la notion anglaise de « *social participation* », qui ne tente pas de suppléer le rôle des parlementaires. La revitalisation, capitale, de la première est condamnée si les possibilités qu'offre la seconde sont négligées ou méprisées. Mais l'une et l'autre ne s'opposent pas, elles se complètent. Les avis des participants de la démocratie délibérative ne se suffisent pas par eux-mêmes ; ils réclament, pour exister, d'être débattus et actés par les élus de la démocratie représentative. L'assemblage harmonieux de ces deux canaux, propositionnels et décisionnels, ne peut-il pas servir de fondation aux réflexions qu'exige l'inévitable évolution de l'architecture démocratique ?

Toutefois – et évidemment –, « tout » de l'immense débat sur la fin de vie n'a pas été réglé par la Convention citoyenne. Elle l'a « débroussaillé », éclairé, mais les lignes de discordes, voire de fractures, demeurent. Une partie de la communauté médicale et des soignants, en particulier celle affectée aux soins palliatifs, est hostile à l'évolution de la loi. « Le métier de médecin n'est pas de donner la mort, mais d'accompagner la vie », jure-t-elle. Le fonctionnement des soins palliatifs soulève d'ailleurs des interrogations. Le formidable travail des soignants, mêlant technicité et humanité, est-il suffisamment reconnu ? Est-il normal que dans la plupart des établissements leur service soit isolé géographiquement et relégué dans la hiérarchie des reconnaissances ? N'est-il pas envisageable que leurs dispositions singulières à l'humanité et à l'abnégation soient enseignées, partagées dans les autres services dits « aigus » ? Comment justifie-t-on une recherche limitée et l'inexistence de professeurs en médecine dédiés ? Mais aussi : est-il sain qu'ils y consacrent toute leur carrière ? Se placent-ils dans une relation au patient qui peut susciter le trouble ? Vivent-ils l'évolution de la loi comme un mouvement de rupture dans l'exercice de maîtrise qu'ils pratiquent sur la mort et donc sur la vie des patients ? Sont-ils calfeutrés sous une cloche corporatiste ? Leur clairvoyance est-elle altérée par le dogme de la foi – chez ceux, nombreux, qui croient ? Est-il tolérable que d'un établissement à l'autre les protocoles qu'ils dispensent divergent au gré de leurs « convictions » – les pratiques de sédation profonde et continue peuvent être écartées ? En d'autres termes, l'hypothèse d'une ouverture au suicide assisté les dépossède-t-elle d'un pouvoir sur l'existence des malades ? Enfin, serait-il rationnel d'aligner la loi sur leurs exigences quand 80 % des 615 000 décès annuels échappent à leur intervention ? Cancérologues, urgentistes, réanimateurs et autres spécialistes, eux aussi confrontés quotidiennement à la mort, exposent des avis bien plus nuancés – sans pour autant constituer une corporation uniforme. La variété des opinions, l'éventail des arguments redirigent le débat vers la délibération : à qui notre mort appartient-elle ?

Au carrefour de cette énumération de questions domine celle investiguant l'une des vocations cardinales du médecin – au-delà du serment d'Hippocrate – : accompagner le patient dans ce qu'il désire. Cette option, qui dénoue le schisme de l'aide à vivre et de l'aide à mourir, est ma conviction. Je l'ai cultivée très tôt au contact des premiers malades du SIDA, puis l'ai consolidée au cours des crises épidémiques ultérieures, dans un contexte réglementaire qui laissait alors aux médecins une grande liberté d'interprétation, de décision et d'acte. Seul comptait à mes yeux d'accompagner le patient condamné du « mieux possible » techniquement et humainement, dans le respect de sa dignité, et pour cela j'ai été amené à prendre mes responsabilités.

Comme Michel Foucault l'avait si bien proclamé, la maladie n'appartient pas au médecin, elle est la seule propriété du patient. Et le raisonnement s'applique à la fin de vie. Le médecin agit pour faire au mieux : faire au mieux dans la traversée de l'épreuve, faire au mieux pour guérir, mais aussi faire au mieux pour respecter la dignité du malade telle qu'il l'exprime.

Puisque la société a confié aux soignants la « gestion » de la vie et de la mort et qu'une partie d'entre eux s'opposent à « donner la mort », peut-être faut-il chercher une voie réconciliatrice dans le dispositif d'aide à mourir. Et l'imaginer en binôme, selon une partition complémentaire, collégiale : au corps médical – qu'il faut protéger par ailleurs d'un droit à l'abstention – la responsabilité de valider l'autorisation, au citoyen escorté par le monde associatif celle de procéder à l'acte. Ainsi l'intégrité morale des soignants rétifs serait préservée, le droit de certains patients à mourir dans la dignité serait exaucé. À cette fin, les territoires où fourmillent un tissu associatif et une énergie citoyenne de proximité pourraient être préférés à une instance nationale centralisée – richesse associative locale sur laquelle la communauté des aidants, collaboratrice essentielle de l'action palliative mais encore trop peu reconnue, pourrait prendre appui. Surtout, une telle alternative constituerait pour les patients un choix, une liberté qui n'affecteraient nullement l'immense contribution des soins palliatifs à l'accompagnement vers la fin de vie. Le débat hier citoyen et désormais politique et législatif peut être l'opportunité de sculpter un « modèle à la française » à même de réunir.

Le débat sur la fin de vie n'en serait pas clos pour autant. Il éveille d'autres sujets éminemment sensibles, que le CCNE a fait le choix soit de ne pas aborder, soit de trancher, soit de ne pas ouvrir.

*Ne pas aborder* celui, terrible, impénétrable, insoluble, des patients mineurs. La Convention citoyenne était, au début, déterminée à l'inclure dans ses travaux. Elle s'est retrouvée, à la fin, dans l'incapacité morale, affective, technique d'accomplir son vœu. La situation des enfants entraîne la communauté médicale et, plus généralement, humaine dans un tourbillon émotionnel vertigineux. La liste des problématiques est infinie. La vie d'un adolescent de seize ans doit-elle être prolongée jusqu'à la majorité pour être « éligible » au suicide assisté ? À dix-huit ans, possède-t-on toutes les ressources intellectuelles, philosophiques, éthiques pour décider de sa vie ? *A contrario*, faut-il appliquer des arguments comparables à ceux qui déterminent la majorité sexuelle ? À l'autre bout du spectre, comment traiter les cas aux conséquences et aux séquelles imprévisibles des bébés en réanimation néonatale ? Peut-être faut-il motiver l'arbitrage éthique et l'abstention décisionnelle par les impressionnants progrès scientifiques et thérapeutiques qui profitent à ces bébés et aux enfants victimes de cancers. L'arrivée de nouvelles molécules et l'immunothérapie réduisent le nombre de jeunes existences exposées à la fin de vie. Et à condition qu'ils se déploient significativement, les soins palliatifs mobiles dédiés à la pédiatrie constituent une ressource capitale. La sagesse réclame que le débat sur le suicide assisté demeure circonscrit aux adultes avant, peut-être, un jour – si l'évolution de la loi est actée et a fait « ses preuves » –, d'être ouvert aux mineurs.

*Trancher* certains des critères d'éligibilité pathologique au suicide assisté. Notamment le cas des personnes victimes d'un mal-être éveillant le spectre du suicide – ce qui fournit un argument supplémentaire à l'absolue nécessité de substituer au suicide assisté une autre formulation. Le CCNE estime que les maladies psychiques chroniques ou les fragilités momentanées – mélancolie, anxiété, etc. –, aussi douloureuses soient-elles, ne sont pas invalidantes, relèvent d'une charge psychiatrique adaptée, et donc que les patients ne peuvent pas prétendre au suicide assisté. Elles n'entrent pas dans les conditions édictées par le Comité : un pronostic vital engagé dans les quelques semaines ou mois à venir et médicalement avéré. En Belgique ou en Suisse, le débat est ouvert.

*Ne pas ouvrir* celui de l'euthanasie. Il est d'une tout autre complexité car il se distingue du suicide assisté par le degré de conscience, de lucidité, de libre arbitre et d'autonomie du patient. L'euthanasie concerne un malade qui n'est plus en mesure d'exprimer sa volonté, sa détermination, les éléments constitutifs de sa dignité qu'il estime insupportablement dégradée. Qui n'est plus en situation de battre en retraite, de renoncer – fréquemment les postulants au suicide assisté décident de s'abstenir. Qui n'est donc plus en capacité de décider et d'effectuer l'acte conduisant à son décès. Quand bien même il a pu manifester auparavant son souhait de mourir si « un jour » les conditions (coma, par exemple) ne lui permettent pas d'agir, sa situation impose un acte médical délibéré qui convoque la seule responsabilité et la seule main d'un soignant. Là est une limite que le CCNE, divisé, a décidé de ne pas franchir – au nom des mêmes raisons qui peuvent militer en faveur du suicide assisté –, au contraire de la Convention citoyenne.

Le sujet de la fin de vie n'est pas clos. D'ailleurs, peut-il l'être un jour ? Évidemment non, tant il est à la fois intrinsèque des âmes et questionné en permanence par les évolutions philosophiques et spirituelles de la société. Chaque nouvelle étape en appelle une autre, chaque petite marche franchie ouvre à un étage supérieur, l'issue législative promise en 2023 ne sera qu'un palier supplémentaire.

L'interprétation à laquelle cette séquence de la fin de vie dans les débats public et politique invite les citoyens ne peut pas être disjointe du rapport que la société dans ses grandes tendances confère à la mort. La peine de mort fut, en son temps, un sujet éminemment politique ; la fin de vie ne l'est pas dans les mêmes proportions ; elle est une interrogation intime avant d'être collective, elle concerne chacun d'entre nous quand la sentence extrême frappait quelques poignées d'individus. Comme l'ont confirmé les débats en régions et lors de la Convention, la mort est devenue une thématique volontiers secondaire, que les Français rechignent à traiter. L'évolution des modes de vie (habitat exigu, mobilité géographique, métropolisation des emménagements, accès exponentiel aux loisirs), celle des comportements (individualisme, impatience, consumérisme, liberté) ont peu à peu isolé les aînés, et le monde médical (hospitalier, EHPAD) a relayé les foyers familiaux dans l'accueil des personnes approchant la mort. Surtout, la mort dérange. Chez certains elle est même taboue ; imaginait-on il y a une cinquantaine d'années écarter, comme c'est le cas aujourd'hui, les enfants ou les adolescents des obsèques afin de les soustraire à une émotion « susceptible de les heurter » ? Hier la mort, et même la personne décédée, était une opportunité de communiquer, d'inviter, de se rassembler, le défunt était l'occasion d'un ralliement affectif, familial et amical, il était un « événement de construction sociale ». Une évidence aujourd'hui fissurée. La mort semble relativisée – ce que l'émoi, immense, provoqué par les conditions funéraires pendant le confinement de 2020 conteste toutefois. Étonnant contraste, au nom de la liberté individuelle : d'un côté « on » veut s'abstraire des réalités – et des devoirs – de la mort, de l'autre « on » exige de contrôler sa fin de vie.

## L'indépendance, clé de voûte du travail éthique

Très souvent au sein du CCNE nous nous interrogeons sur la portée de nos recommandations, et donc sur l'utilité de notre travail. Le Comité n'est « que » consultatif, et c'est d'ailleurs sa force : si ses prérogatives l'embarquaient jusqu'à la définition des projets de loi, il perdrait aussitôt sa substantifique moelle. Ces recommandations, il appartient donc aux instances publiques et politiques de s'en saisir librement, c'est-à-dire totalement, partiellement ou... nullement. Le Comité est une boussole, charge aux autorités, mais aussi aux scientifiques d'opter (ou non) pour la (ou l'une des) direction(s) que celle-ci suggère.

Il est aussi viscéralement indépendant, c'est-à-dire qu'il doit progresser avec discipline sur une ligne de crête où il doit faire preuve d'une autonomie intellectuelle totale à l'égard d'un monde politique dont pour autant il ne doit pas être coupé. Ainsi d'importants avis, par exemple sur les migrants, les coûts de l'innovation thérapeutique, le consentement, l'eugénisme, sont passés aux oubliettes des médias et des institutions invitées à s'en emparer – en tout cas dans un premier temps. D'autres sont davantage examinés, d'autres encore sont méticuleusement étudiés et considérés ; ils ont en commun d'incarner un *sujet de société* auquel *toute la société* se sent liée, un sujet qui peut conduire à une évolution législative, enfin un sujet dont l'extrême sensibilité, l'immense complexité philosophiques et sociétales convainquent les autorités de prendre appui sur – ou abri derrière – l'expertise du Comité. La loi bioéthique s'est fortement inspirée des recommandations du CCNE, finalement elle s'est « ouverte » à des volets qu'il avait explorés et sollicités. Les prochains mois diront comment les instances de la démocratie ont concrétisé (ou non) l'attention qu'elles ont commencé de porter aux préconisations méthodologiques du Comité suggérées dans le débat sur la fin de vie.

L'indépendance, consubstantielle au CCNE, ne se manifeste pas « que » à l'égard du cénacle politique et, bien sûr, de l'ensemble des parties prenantes (scientifiques, industrielles, lobbyistes) impliquées dans les sujets qu'il traite. Elle s'exprime aussi vis-à-vis de celle au profit de qui elle s'emploie : la société. Mais cette fois avec un doigté et une nuance subtils : il s'agit d'être à l'écoute des préoccupations de la société sans rien se laisser dicter par elles, sans jamais qu'elles puissent altérer ou corrompre l'intégrité de la réflexion éthique conduite individuellement et collectivement au sein du Comité.

Nombre de ces sujets de société naissent d'avancées scientifiques qui les ont précédés. Ainsi, il n'y aurait pas eu de débat sur la procréation médicalement assistée (PMA) destinée aux femmes seules et aux couples de femmes si Amandine, premier bébé conçu après une fécondation *in vitro*, n'avait vu le jour le 24 février 1982. Bien plus rarement, les évolutions endogènes de la société soulèvent voire imposent un débat alors qu'aucun progrès scientifique ou médical majeur ne le justifie ; c'est ce qui caractérise la fin de vie. En l'occurrence, ce sont – bien davantage que les rares innovations thérapeutiques dans ce domaine – l'individualisme croissant, le rapport personnel au corps, l'exigence de maîtriser davantage sa vie et sa mort, l'évolution des rapports intrafamiliaux et intergénérationnels, qui ont légitimé l'autosaisine du CCNE puis l'ouverture d'un débat citoyen, puis législatif national. Pour autant, et cela symbolise la limite que s'impose le Comité, l'éthique ne se construit pas à coups de sondages d'opinion ; sinon jamais la peine de mort n'aurait été abolie – à l'époque, en 1981, une majorité des Français étaient hostiles à la promesse électorale de François Mitterrand, et selon un sondage réalisé par IPSOS en 2021 pour *Le Monde*, la Fondation Jean-Jaurès, l'Institut Montaigne, 55 % sont favorables à son rétablissement. Et c'est là une question éthique fondamentale : selon quels arguments faut-il suivre ou contester la voix du peuple ? L'éthique étant par essence une réflexion personnelle – au contraire de la morale –, les membres du CCNE peuvent-ils penser et partager collectivement une recommandation qui dissone avec les attentes majoritaires de la population ? Question éthique fondamentale donc et question démocratique tout aussi cardinale. Auxquelles le Comité apporte une réponse claire : à lui d'exercer le rôle de boussole sur des sujets complexes et de proposer un avis libre et indépendant ; aux bureaux de vote de comptabiliser la vision et l'exigence citoyennes.

# Conclusion

Le 7 mai 2023, l'Organisation mondiale de la santé (OMS) levait l'alerte maximale sur la pandémie Covid-19 ; celle-ci n'était plus une urgence de portée internationale.

Le 1er juin 2023 à l'Institut Pasteur de Paris, on célébrait les quarante ans de la découverte du virus VIH-SIDA. Temporalités bien différentes : trois ans pour le Covid-19, quarante pour le VIH. Selon l'OMS, 20 millions de décès liés au SARS-CoV-2 (en majorité des personnes âgées), 40 millions de décès liés au VIH-SIDA (essentiellement des jeunes). Des vaccins pour le Covid-19, mais toujours aucun pour le VIH, et dans les deux cas des antiviraux bloquant la réplication du virus. En revanche, une réalité commune : ces deux pandémies sont contrôlées, mais ne sont pas terminées. Et elles suscitent une même exigence : la mise en place d'un vaste chantier de santé publique prenant particulièrement en compte les populations les plus fragiles.

## Fallait-il écrire ce livre ?

Alors qu'il est pratiquement terminé, je me pose encore la question : fallait-il écrire ce livre ? Nombre d'ouvrages sur la pandémie Covid-19 ont déjà été publiés. Plus ou moins bons, plus ou moins sincères. Après tous ces décès, 300 réunions du Conseil scientifique, 70 avis, une cinquantaine d'auditions de justification et d'explications auprès de nos parlementaires et de nos grandes institutions de contrôle, que dire de plus ? Le « devoir de réserve » ne limite-t-il pas l'exercice – au bon sens du terme d'ailleurs ?

Trois raisons m'ont convaincu de réaliser cet ouvrage :

– essayer de faire partager le fil rouge qui a guidé ma vie de médecin et de citoyen, du VIH au Covid-19, pour aboutir aux enjeux éthiques ;

– poursuivre le devoir de transparence vis-à-vis de nos concitoyens, en droit de comprendre ce qui s'est réellement passé ;

– enfin, alors que nous avons tous envie d'oublier le Covid-19, je suis frappé par l'absence d'un RETEX (retour d'expérience) de haut niveau que les politiques n'ont pas pu exercer normalement, probablement en raison d'un calendrier démentiel (guerre en Ukraine, inflation, pénuries, réforme des retraites, etc.) tant en France que dans beaucoup de pays européens. Or après une crise de cette ampleur, le devoir de mémoire est fondamental pour les victimes du virus, leurs familles et leurs proches, et finalement pour tous les citoyens. Ce devoir de mémoire nous oblige… Ce livre essaye modestement d'y contribuer – comme le fait également l'Institut ad memoriam.

## Une crise exceptionnelle, d'abord sanitaire puis très vite sociétale, économique et donc politique

Ayant été l'un des acteurs modestes mais actifs de cette crise, je suis mal placé pour porter un jugement. Néanmoins dans ce livre je m'y suis employé, car je m'aperçois que ni les médias ni les décideurs politiques ne le font. Et il n'est pas tolérable que ce travail soit laissé aux « bons soins » presque exclusifs des réseaux sociaux.

La crise sanitaire a plutôt été bien traitée en Europe, en particulier en France, pays qui se distingue par un faible recul (trois mois) de la durée de l'espérance de vie. Ce constat est le succès d'une vision démocratique, même si des libertés ont été bousculées. Le « vivre avec le virus » retenu dans nos sociétés européennes pourtant très critiqué au début de la pandémie s'est révélé gagnant. Avec toutefois des limites : un coût financier bien sûr massif, un coût social lui aussi substantiel – finalement, les inégalités sociales semblent ne s'être ni améliorées ni détériorées. N'oublions jamais que l'espérance de vie varie d'environ huit ans entre les habitants du nord et ceux du sud du RER B à Paris…

**Aurions-nous pu faire mieux ?**

Oui. Sans conteste. Des erreurs ou des insuffisances de réactions – certes dans un contexte d'incertitude scientifique majeure – ont été commises.

Devant le nombre limité de masques disponibles mi-mars 2020, nous avons recommandé de les réserver aux soignants. Peut-être aurions-nous dû suggérer, dès cette période, le port d'écharpes ou d'équivalents, ou de masques artisanaux, plus que nous ne l'avons fait.

L'aération des locaux et la recherche technologique afférente demeurent un point faible du dispositif de réponse – en particulier en France – ; nous aurions dû concentrer davantage d'attention et de moyens à ce volet de protection.

Fallait-il limiter les mesures de restrictions aux régions ou aux personnes vulnérables, et donc opter pour une stratégie fondée sur le risque ? Nous avons essayé, sans succès, probablement par la faute d'un déficit d'explications.

Nous avons consacré beaucoup de temps à la situation en outre-mer, mais nous aurions dû, exceptionnellement sur ce sujet, être davantage opérationnels.

Il existe bien sûr d'autres situations et circonstances qui suscitent le regret – mais aussi, il faut l'affirmer, d'autres encore qui ont été de vraies réussites. Au sein du Conseil scientifique, nous nous sommes employés à conserver une forme d'humilité – ce qui clairement n'a pas été le cas de tous les scientifiques.

### Tirer les leçons du passé pour mieux anticiper l'avenir

Mon histoire, mon expérience, mes combats inhérents au VIH-SIDA m'avaient enseigné le rôle fondamental du patient, du citoyen, et globalement celui de la coconstruction. Avant de prendre une décision, il faut expliquer, discuter, proposer, recommander, plutôt qu'imposer. La pandémie du Covid-19 ouvrait la voie à une direction clairement tracée, et pourtant cette stratégie de coconstruction ne s'est qu'imparfaitement, insuffisamment mise en place. Nombreux, je le sais, sont ceux qui pensent que la responsabilité incombe au sommet de l'État qui a « imposé », « dicté » ; la réalité est bien plus délicate, bigarrée, dans un contexte – beaucoup l'ont oublié ou relativisent rétroactivement – d'une grande complexité : durant la première partie de la pandémie en 2020, les associations étaient en état de sidération, les scientifiques en état d'incertitude, les décideurs de tous horizons (politiques, économistes) en état d'abord d'hébétude puis d'indécision. Ce constat signifie l'impérieuse nécessité d'anticiper (pour) la prochaine crise, et à cette fin de déployer les mécanismes et les modalités de la coconstruction avec la société.

En matière d'organisation de la recherche, j'ai pris connaissance en 2023 d'un grand nombre de points de vue différents, qui s'étagent d'une vision globale à des points spécifiques. Trois axes les résument.

La recherche biomédicale, en particulier fondamentale, n'est pas connue, perçue, déclarée comme une priorité par nos gouvernants, et ce depuis de nombreuses années. Leur formation ne destine pas nos élites de décideurs à établir un contact naturel et fréquent avec les jeunes chercheurs. Or, un pays qui ne soigne pas ses chercheurs – y compris dans les disciplines fondamentales – « va dans le mur », car il se crée inéluctablement un climat de désaffection, de découragement, dont on a constaté récemment – et trop tard – les effets sur les professions médicales. Les annonces, en mai 2023, de la création de douze instituts hospitalo-universitaires (IHU) et autres pôles d'excellence (bioclusters et chaires en biologie et en santé), et de la priorité enfin donnée à « One Health » vont certes dans le bon sens ; mais elles ne répondent pas au besoin, cardinal, d'une recherche fondamentale de qualité. Pourtant, celle-ci constitue notre meilleure assurance pour anticiper les crises et enjeux futurs – ceux en particulier que nous ne pouvons pas imaginer ou concevoir aujourd'hui.

Un effort majeur de simplification doit être mené en France pour fluidifier et accélérer la mise en place de la recherche clinique et translationnelle. Les règles élaborées depuis de longues années sont trop nombreuses, contradictoires, absconses. Dans le même temps, la défense du patient doit être maintenue, et notamment son volet éthique – la pandémie a mis en lumière d'inacceptables dérives en provenance de certains groupes de chercheurs. Voilà un vaste et beau chantier.

On peut souhaiter beaucoup. Beaucoup de priorités, beaucoup d'axes, beaucoup de chantiers. Mais le nerf de la guerre relève du financement. Celui des projets de recherche vient d'être amélioré grâce à l'augmentation du budget de l'Agence nationale de la recherche (ANR). Mais j'insiste : le statut des chercheurs est la clé de voûte. Leur salaire reste faible, et il sera difficile de le rendre attractif tant le fossé est grand. Une solution est de permettre d'améliorer significativement leurs rémunérations globales en coconstruisant leurs salaires à partir de projets d'excellence – européens, mais aussi français. Un jeune chercheur ne doit plus se couper socialement de ses camarades diplômés de grandes écoles et versés dans la recherche privée lucrative. Le monde du privé à cet égard fait part d'une réflexion au point mort. Faut-il le rappeler : « On ne dépense pas dans la recherche, on investit ! »

Enfin, l'intelligence artificielle en santé va bousculer nos habitudes, en particulier optimiser le traitement de grandes bases de données et la perception de « signaux faibles ». Les nouveaux outils de surveillance épidémiologique devront s'appuyer sur des « *machines learning technologies* » ; elles seront dotées d'algorithmes adaptés à des signaux d'alerte fournis par les citoyens et pas seulement par les autorités de santé. Je ne suis malheureusement pas sûr que nos agences sanitaires, nos agences de recherche à visée médicale aient complètement intégré la révolution en cours dans leur organisation.

## Science et politique : une relation complexe mais nécessaire

Le problème n'est pas nouveau, mais il a été revisité par les crises – celles du VIH comme du Covid-19 –, qui ont soulevé « la » question essentielle : comment l'expertise peut-elle s'exercer quand la science est elle-même en construction ?

Durant la crise du Covid-19, les relations avec les autorités politiques en France ont été de bon niveau et empreintes, me semble-t-il, d'un respect mutuel. L'expert conseille, éclaire, le politique décide. Tout est dit. C'est la marque d'une démocratie, et la preuve que la France est toujours une grande démocratie. J'insiste : pendant ma présidence du Conseil scientifique, je n'ai été destinataire d'aucune suggestion ou d'aucun ordre en provenance du pouvoir politique. À l'inverse, ce dernier n'a pas toujours retenu les propositions du Conseil scientifique – et c'est normal.

Ce qui en revanche est regrettable, c'est que les décisions n'ont pas été davantage transparentes et mieux expliquées.

Des progrès restent à faire quant à la formation de nos jeunes futurs décideurs aux grands principes de la science. Souhaitons également au sein de ces « élites » un peu de panachage, à la fois sur les origines sociales et la nature des parcours académiques. Qu'émerge une proportion plus élevée de scientifiques, de spécialistes de l'opérationnel, de sociologues et diplômés d'autres sciences humaines et sociales est indispensable. La transdisciplinarité desdits futurs décideurs est une réalité aux États-Unis, en Grande-Bretagne, en Allemagne, aux Pays-Bas, et même en Espagne : la France ne peut pas demeurer à la traîne et enfermée dans des silos. Il s'agit là d'une véritable urgence démocratique, qui relève fondamentalement d'une décision politique.

## La démocratie en santé : autonomie et solidarité

Je suis frappé de constater que la tension entre autonomie (liberté individuelle) et solidarité (prendre soin des plus fragiles) éclaire ce qui s'est passé au cours des crises sanitaires bien sûr, mais aussi dans notre vie démocratique française.

Durant la crise du Covid-19, les plus hautes autorités du pays ont fait le choix d'une solidarité vis-à-vis des plus fragiles. Je considère que ce choix nous honore tous, même s'il a conduit à des mesures de restriction de libertés atteignant la population la plus jeune et peu exposée aux cas graves. Les citoyens français ont eux-mêmes oscillé en permanence entre une vision individuelle et une autre plus collective, en particulier de protection des anciens. Ces deux principes éthiques d'autonomie et de solidarité ne doivent pas être opposés, au contraire ils doivent coexister – même si, indéniablement, la notion d'autonomie (un peu à l'anglo-saxonne) est en train d'occuper une position plus marquée. Autonomie et solidarité sont également au cœur du débat actuel sur la fin de vie. Les différents outils du débat sur ce sujet intime et terriblement humain (avis 139 du Comité consultatif national d'éthique [CCNE], réunions publiques en régions, Convention citoyenne du CESE) dépassent le sujet lui-même et démontrent comment une expérience de démocratie en santé peut ou doit éclairer le politique confronté à un enjeu aussi sensible. À cette condition, notre démocratie sort renforcée et davantage humaine.

Enfin, un souvenir me revient. Je le partage parce qu'il est bien plus qu'une agréable anecdote, il « dit » un peu de moi – mon attachement viscéral à mon origine du Cantal est « une » explication de la manière dont j'ai enraciné l'exercice de mon métier de médecin, de scientifique, d'éthicien dans le « réel du terrain » –, il est aussi une éclaircie heureuse de la crise pandémique, il est surtout un enseignement central qui dépasse l'événement. Nous sommes en juin 2020. Dans mon petit village où je viens prendre un court répit, le maire et les habitants m'ont réservé une émouvante surprise. Dans la cour de l'école, ils se sont rassemblés et ont organisé un apéritif en hommage à mon action à la tête du Conseil scientifique. À ce moment, la région Auvergne-Rhône-Alpes et plus encore ses zones rurales ont été très peu frappées par le virus. Et dans la France, au sortir du confinement et au seuil de l'été, « on » se libère, car « on » pense que la crise est « définitivement derrière ». Je prends la parole, et devant ces visages rayonnants et soulagés, je préviens qu'il est malheureusement bien trop tôt pour crier victoire – et d'ailleurs la deuxième grande vague de novembre sera particulièrement sévère dans la région. Dans ce court échange si humain, si joyeux, mais aussi si grave, est concentré « tant » de ce qui fait la gestion sanitaire, scientifique, politique d'une crise : accepter le doute, composer avec l'invisibilité de l'avenir, entendre les spécificités – ici territoriales –, écouter les citoyens, combattre les poisons de la défiance pour restaurer ou établir la confiance, « dire » avec responsabilité et sans esquiver, entretenir l'espoir. Et cultiver l'optimisme. L'optimisme dans l'avenir, l'optimisme dans les ressources de la science, l'optimisme dans les trésors de l'humanité.

# Quelques livres ou articles qui font référence

## La crise – Les crises

Dino Buzzati, *Le Désert des Tartares*, Paris, Robert Laffont, 1949.

Albert Camus, *La Peste*, Paris, Gallimard, 1947.

Anne-Claude Crémieux et Pierre Haroche, *Les citoyens ont le droit de savoir*, Paris, Fayard, 2022.

Bill Gates, *Comment éviter la prochaine pandémie*, Paris, Flammarion, 2022.

Jean Giono, *Le Hussard sur le toit*, Paris, Gallimard, 1951.

Alphonse Laveran, *Traité des maladies et épidémies des armées*, réédité à l'occasion du Centenaire de l'Institut de médecine tropicale du service de santé des armées, École du Pharo, Limoges, Lavauzelle Éditions, 2005.

Les membres du Conseil scientifique, *Face à la pandémie. Les avis du Conseil scientifique Covid-19*, Paris, La Documentation française, juin 2023.

Aurélien Rousseau, *La Blessure et le rebond, Dans la boîte noire de l'État face à la crise*, Paris, Odile Jacob, 2022.

Olivier Véran, *Par-delà les vagues*, Paris, Robert Laffont, 2022.

## Science et pouvoir

Michel Foucault, « Il faut défendre la société », Cours au Collège de France, (1975-1976), édition établie dans le cadre de l'Association pour le Centre Michel-Foucault, François Ewald et Alessandro Fontana (sous la dir. de), par Mauro Bertani et Alessandro Fontana.

Loi n° 2020-290 du 23 mars 2020 d'urgence pour faire face à l'épidémie de Covid-19.

Jeffrey D. Sachs, Salim S. Abdool Karim, Lara Aknin, Joseph Allen, Kirsten Brosbøl, Francesca Colombo *et al.*, « The Lancet Commission on Lessons for the Future from the COVID-19 Pandemic », *The Lancet*, vol. 400, n° 10359, 14 septembre 2022.

Max Weber, *Le Savant et le politique*, trad. par J. Freund, Paris, Plon, 1959.

## Épidémiologie et impact sur l'espérance de vie

Bilinski A., Thompson K., et Emanuel E., « COVID-19 and Excess All-Cause Mortality in the US and 20 Comparison Countries, June 2021-March 2022 », *JAMA*, 329(1), 2023, p. 92-94. (Doi : 10.1001/jama.2022.21795.)

Comité de veille et d'anticipation des risques sanitaires, « Note d'actualité relative à la situation Covid-19 en France », 31 mars 2023.

Kepp K. P., Björk J., Kontis V., Parks R. M., Baek K. T., Emilsson L., et Lallukka T., « Estimates of Excess

Mortality for the Five Nordic Countries during the COVID-19 Pandemic 2020-2021 », *International Journal of Epidemiologie*, 51(6), 2022, p. 1722-1732. (Doi : 10.1093/ije/dyac204. PMID : 36331437.)

J. H. Tanne, « Life Expectancy : US Sees Steepest Decline in a Century », *BMJ*, 2022, p. 378. (Doi : 10.1136/bmj.o2142.)

« COVID-19 Excess Mortality Collaborators. Estimating Excess Mortality Due to the COVID-19 Pandemic : a Systematic Analysis of COVID-19-Related mortality, 2020-21 », *Lancet*, 399 (10334), 16 avril 2022, p. 1513-1536. (Doi : 10.1016/S0140-6736(21)02796-3. Epub 10 mars 2022.) Erratum in *Lancet*, (10334), 16 avril 2022, p. 1468. (PMID : 35279232 ; PMCID : PMC8912932.)

« Lesson from Covid : Track Mortality Better », *Nature*, 15 décembre 2022, vol. 612, p. 375.

**Covid long**

Davis H. E., McCorkell L., Vogel J. M. *et al.*, « Long COVID : Major Findings, Mechanisms and Recommendations », *Nat. Rev. Microbiol.*, n° 21, 2023, p. 133-146 (https://doi.org/10.1038/s41579-022-00846-2).

« Global Burden of Disease Long COVID Collaborators. Estimated Global Proportions of Individuals With Persistent Fatigue, Cognitive, and Respiratory Symptom Clusters Following Symptomatic COVID-19 in 2020 and 2021 », *JAMA*, 328(16), 2022, p. 1604-1615. (Doi : 10.1001/jama.2022.18931.)

**Devoir de mémoire**

*Le Monde*, « L'institut Covid-19 Ad Memoriam commence ses travaux », 11 juin 2020 (https://www.lemonde.fr/societe/article/2020/06/11/l-institut-covid-19-ad-memoriam-commence-ses-travaux_6042554_3224.html).

*Le Monde*, « Ne pas commémorer la pandémie de Covid-19 revient à la banaliser », 17 mars 2023 (https://www.lemonde.fr/idees/article/2023/03/17/ne-pas-commemorer-la-pandemie-de-covid-19-revient-a-la-banaliser_6165921_3232.html).

*Zadig*, « La redécouverte des liens de fraternité », vol. 16, décembre 2023 (https://www.zadiglemag.fr/la-redecouverte-de-liens-de-fraternite/).

**COVID-19 en France**

# 2020 : LES CONFINEMENTS

## 1re VAGUE

**24 janvier 2020 :** les trois premiers cas de COVID diagnostiqués en France. Premier séquençage par l'Institut Pasteur.
**30 janvier 2020 :** l'OMS déclare « une urgence de santé publique internationale ».
**14 février 2020 :** premier cas de décès en France.
**10 mars 2020 :** création du Conseil scientifique COVID.
**23 mars 2020 :** loi d'état d'urgence sanitaire.
**Du 17 mars au 11 mai 2020 :** premier confinement généralisé strict.
**Mi-mai 2020 :** déconfinement avec réouverture des écoles.
**Juin 2020 :** nouvelles contaminations < 5 000 par jour.
**2 juin 2020 : StopCOVID**, application de suivi des contacts.

## 2e VAGUE

**27 juillet 2020 :** avis du Conseil scientifique COVID-19, une seconde vague prévue à l'automne si les mesures barrières ne sont pas respectées.
**Septembre 2020 :** reprise épidémique. Controverses médiatiques.
**22 octobre 2020 :** évolution de StopCOVID en TousAntiCOVID.
**29 octobre 2020 :** 2e confinement généralisé plus léger.
**10 décembre 2020 :** annonce d'un déconfinement progressif par le Premier ministre à partir du 15 décembre 2020 commençant par un couvre-feu.

**2 confinements, couvre-feu, pas de vaccin, pas de variant**
**Environ 70 000 décès dont 28 000 en EHPAD**

COVID-19 en France

## 2021 : VACCINS ET VARIANTS

### 3e VAGUE
### VARIANT ALPHA

**Fin décembre 2020 :** un nouveau variant Alpha, détecté au Royaume-Uni, **plus transmissible et létal, devient dominant en France**.

**Début janvier 2021 :** début de la vaccination chez les plus âgés et les plus fragiles.

**Mise en place du séquençage généralisé.**

**29 janvier 2021 :** alerte du Conseil scientifique COVID sur la nécessité à court ou moyen terme d'un 3e confinement.

**Taux d'occupation très élevé des lits de réanimation.**

**3 avril 2021 :** troisième confinement national.

**Course entre vaccination et variants.**

**Début mai 2021 :** début de sortie de confinement progressif, baisse des nouvelles contaminations, taux inférieur à 20 000 par jour.

**45 000 décès**

### 4e, 5e et 6e VAGUES
### VARIANT DELTA

**31 mai 2021 :** ouverture de la vaccination **à tous** les adultes sans condition.

**30 juin 2021 :** reprise très rapide du nombre de contaminations liées au variant Delta.

**12 juillet 2021 :** annonce par le président de la République de la nécessité d'un **pass sanitaire** (vaccin, test ou guérison d'une infection récente), dès fin juillet 2021, avec extension à de nombreux lieux dès août 2021.

**30 août 2021 : accélération de la vaccination,** 50 millions de personnes ont reçu au moins une dose de vaccin.

Les 5e et 6e vagues sont d'abord présentes en Europe de l'Est et au Royaume-Uni, puis généralisées en Europe, dont la France en novembre et décembre.

**12 000 décès**

**Une course de vitesse entre variants et vaccins**

COVID-19 en France

## 2022 : OMICRON ET LA SUITE

**Décès : 70 000 en 2020 / 57 000 en 2021 / 45 000 en 2022 / soit un total de 172 000**

### 7e et 8e VAGUES
### VARIANTS OMICRON BA.1 et BA.2

**Janvier 2022** : le variant Delta très majoritairement remplacé par le variant Omicron.
Un variant plus transmissible mais moins sévère, qui demeure sensible à l'efficacité de la 3e dose de vaccin.
Arrivée très rapide de cette 7e vague en France fin **décembre 2021**. Une explosion (400 000 par jour) de contaminations en **janvier 2022**, suivie d'une baisse rapide en février.
Intensité de la vague en fonction du niveau de vaccination dans les pays.
Impact sur le système de soins : plus réduit que précédemment, mais impact sur les services publics.
Une reprise d'une 8e vague également très rapide à partir du **5 mars 2022** avec le variant BA.2.
**Les vaccins mRNA protègent peu ou de façon transitoire contre la transmission, mais continuent à protéger contre la survenue de formes sévères et graves.**

**32 000 décès**

### 9e VAGUE
### VARIANTS BA.5-BQ.1

**Septembre-décembre 2022**

**On vit avec les variants : pratiquement absence de mesures de protection, recommandations sans obligation.**

**DÉCÈS : 160 000 sur les trois ans**

VACCINATION (fin 2022) :
80,8 % c'est-à-dire 90 % de la population éligible.

- Seulement 33 % des patients le justifiant ont reçu un 4e ou un 5e rappel.
- 80 % seulement des plus de 80 ans ont une vaccination complète, c'est un peu inférieur au pourcentage en population générale. Seulement 18 % ont eu un 4e rappel.
- Immunodéprimés : mauvaise réponse immunitaire aux vaccins, échappement aux anticorps monoclonaux.
- La stratégie « Tester et traiter » (Paxlovid) est peu opérationnelle.

**13 000 décès**

**Environ 45 000 décès en 2022… dans une certaine indifférence**

# Remerciements

Denis, travailler avec toi pendant ces six mois a été un grand bonheur. Écrire ce livre ensemble, à quatre mains, m'a fait revisiter toute une série d'événements qui ont été des jalons importants de ma vie. Ton regard critique, ton approche libre et stimulante, rigoureuse et sans complaisance, proche et distanciée au gré des sujets ou des circonstances, ont teinté de sépia cette fresque. Nous avons partagé une même exigence de véracité, d'indépendance, d'intégrité, qui est la condition clé de la confiance. Confiance grâce à laquelle, au cours de centaines d'heures de conversations et d'écriture, nous avons posé un regard aux couleurs plus crues – c'est-à-dire « éclairant » – sur cet événement pandémique à la fois extraordinaire et tellement d'actualité. Dans cette collaboration s'est formé bien davantage qu'une fructueuse relation professionnelle. Merci.

# Table

## VIH-SIDA : l'épreuve d'une vie



## CCNE : une inspiration pour la démocratie



RÉALISATION : NORD COMPO À VILLENEUVE-D'ASCQ
ACHEVÉ D'IMPRIMER SUR ROTO-PAGE
PAR L'IMPRIMERIE FLOCH À MAYENNE
DÉPÔT LÉGAL : OCTOBRE 2023. N° 153578 (103254)
IMPRIMÉ EN FRANCE